URSULA UND PETER LAUSTER

DER

SCHULREIFE TEST

URSULA UND PETER LAUSTER

DER SCHULREIFE TEST

Spielerisch fördern ohne Leistungsdruck

Für Vier- bis Siebenjährige

Kösel-Verlag München

CIP-Kurztitelaufnahme der Deutschen Bibliothek

Lauster, Ursula:
Der Schulreife-Test : spieler. fördern ohne Leistungsdruck ; für Vier- bis Siebenjährige / Ursula u. Peter Lauster. – München : Kösel, 1987.
ISBN 3-466-11081-5
NE: Lauster, Peter:

Umschlag: Young Su Niedermeier
Graphik: Hans-Dieter Eich
Gesamtherstellung: Kösel, Kempten
Printed in Germany
ISBN 3-466-11081-5

Inhalt

Vorwort

Sicherlich haben Sie sich schon manchmal gefragt, welchen geistigen Entwicklungsstand Ihr Kind im Vergleich zu anderen Kindern seiner Altersgruppe hat, sonst hätten Sie nicht zu diesem Testheft gegriffen. Manche Eltern stehen auch vor der schwerwiegenden Entscheidung: Soll ich mein Kind schon einschulen oder ist es besser, noch damit zu warten? Dieses Schulreifetestheft möchte Ihnen bei der Entscheidung ein wenig behilflich sein. Mit Hilfe des Tests können Sie allerdings nur den *geistigen Entwicklungsstand* Ihres Kindes überprüfen, nicht aber seine »Gesamtreife«. Die gesamte Schulreife umfaßt den körperlichen, seelischen, sozialen und geistigen Reifegrad eines Kindes. »Schulreif« ist ein Kind erst dann, wenn es die notwendige Gesamtreife zur Einschulung mitbringt und damit gewährleistet ist, daß es den Anforderungen der Grundschule gewachsen sein wird.

Mit diesen zehn elementaren Schulreifetests prüfen Sie also nur, was Ihr Kind auf geistigem Gebiet schon kann. In leichtverständlichen Bewertungstabellen stellen Sie am Schluß jedes Tests fest, wie gut Ihr Kind im Vergleich zu anderen Kindern seiner Altersgruppe die Aufgaben gelöst hat. Dieser Vergleich lohnt sich, denn Sie wissen anschließend, wie der jetzige geistige Entwicklungsstand Ihres Kindes zu bewerten ist. Manche der Aufgaben, die uns Erwachsenen sehr leicht erscheinen, sind für unsere Kinder ein großes Abenteuer. Sie werden sich wundern: Denken lernen macht Kindern, gerade in diesem Altersabschnitt, sehr viel Spaß; sie sind wißbegierig, lernfreudig und voll aufnahmefähig.

Tests haben in den vergangenen zehn Jahren in vielen Bereichen zugenommen. Damit ist verständlicherweise eine kritische Haltung gegenüber der Testpsychologie entstanden. Viele Tests, die ursprünglich als ein Hilfsinstrument gedacht waren, werden heute von vielen eher als etwas Feindliches und Unangenehmes angesehen. Übertragen Sie diese ablehnende Haltung gegenüber Tests im allgemeinen nicht auf dieses Testheft, denn der Sinn der Aufgaben besteht nicht darin, Ihr Kind zensierend zu schulmeistern, sondern es mit grundlegenden Denkvorgängen (durch die Art der Fragen) vertraut zu machen. Wichtig ist dabei, daß Sie sich mit Ihrem Kind beschäftigen, in einer spielerischen Weise. Verstehen Sie diese Testaufgaben bitte nur als eine private Kontrolle über schon entwickelte intellektuelle Voraussetzungen des Kindes. Die hierbei erkennbaren Schwächen zeigen Ihnen, wo Sie Ihr Kind nun durch Anregungen und Impulse in seiner Entwicklung noch *fördern* können.

Der Sinn dieses Testheftes besteht auch keinesfalls darin, daß Eltern motiviert werden sollen, den Einschulungstermin für ihr Kind vorzuverlegen, sondern einzig und allein darin, das Kind in seiner Denkfähigkeit anzuregen. Das Testergebnis soll Ihnen also nur als ein Anhaltspunkt dienen, wo Ihr Kind im Vergleich zu anderen Kindern zum gegenwärtigen Zeitpunkt steht und in welchen Bereichen es noch gefördert werden kann.

Die Tests wurden in Zusammenarbeit mit Psychologen, Grundschullehrern und Kindergärtnerinnen entwickelt. Dem Lernstoff der Schule wird dabei nicht vorgegriffen. Dieser »Schulreifetest« will den Eltern von Vorschulkindern etwas mehr Sicherheit geben. Er soll aber auf gar keinen Fall ein Leistungsdrill sein. Die einzelnen Tests sollten deshalb in einer ungezwungenen, spielerischen Atmosphäre durchgeführt werden, so daß sie dem Kind Freude machen. Verderben Sie diese Freude nicht durch Ungeduld, Strenge oder gar Kritik, wenn das Kind Fehler macht, denn gerade auch Fehler gehören zum Lernen.

Sie können die Testaufgaben zwar bereits mit einem vierjährigen Kind machen, das heißt aber auf gar keinen Fall, daß ein vierjähriges Kind, wenn es dabei gut abschneidet, schon eingeschult werden soll, vor allem deshalb nicht, weil die anderen Schulreifevoraussetzungen wie die körperliche Reife und die soziale Entwicklung noch nicht gegeben sind.

Noch etwas ist sehr wichtig: Sie sollten dem Kind nicht sagen, daß Sie seine »Leistungsfähigkeit überprüfen« wollen, denn das könnte nur unnötige Ängste erzeugen. Es kommt darauf an, das Interesse des Kindes für solche und ähnliche Aufgaben zu wecken – und seine Lernfreude, etwas selbständig herausfinden zu können.

Dieser Schulreifetest erschien erstmals 1972 im Droemer-Verlag. Er war seit 1974 jedoch im Buchhandel vergriffen. Dank der Initiative des Kösel-Verlags wird der Test Eltern und Kindern jetzt wieder zugänglich gemacht.

Einleitung

Was heißt »Schulreife«?

Eigentlich ist das Wort »... reife« etwas irreführend, denn es deutet darauf hin, daß es sich hier um einen konkret meßbaren Zustand handelt. Das Wort »Schulfähigkeit« trifft den Sachverhalt besser. Doch da der gängige Modus »Schulreife« im heutigen Sprachgebrauch häufiger benutzt wird, werden wir ihn verwenden.

Schulreife umfaßt die notwendige »Gesamtreife« eines Kindes zum Zeitpunkt der Einschulung. Unter »Schulreife« versteht man einen bestimmten Entwicklungsstand des Kindes, der Körper, Seele und Geist einschließt. »Schulreif« ist ein Kind, wenn es die notwendige *Gesamtreife* zur Einschulung hat, die garantiert, daß es den Anforderungen der Grundschule gewachsen sein wird.

1. Die körperliche Schulreife

Die körperliche Schulreife wird von einem Mediziner beurteilt. Er überprüft das Seh- und Hörvermögen des Kindes, seine gesundheitliche Verfassung und Entwicklung. Oft ist alleine das medizinische Gutachten die Grundlage bei der Entscheidung über die Einschulung oder Zurückstellung des Kindes.

Ist ein Kind zart gebaut, schmächtig, im Vergleich mit Gleichaltrigen zu klein und »unterentwickelt«, wird der Schulmediziner von der Einschulung abraten, da die physischen Belastungen des Schulalltags das Kind rein körperlich schon überfordern würden.

Die geforderte körperliche Reife hat ein Kind, wenn der *Gestaltwandel* möglichst abgeschlossen ist.

Die Entwicklungsstufen vom Säugling bis zur Schulreife zeigt die folgende Tabelle. Wann eine Entwicklungsstufe im Durchschnitt erreicht wird, sagen Ihnen die Altersangaben.

Die Entwicklungsstufen bis zur Schulreife:

Entwicklungsstufen	Alter (Jahre; Monate)
Säugling	0;0 bis 1;0
Lernalter (sehen, sprechen, hören, bewegen)	1;0 bis 2;0
Kleinkindstufe	2;0 bis 2;6
Erste Trotzphase	2;7 bis 3;6
Ernstspielalter	3;7 bis 4;6
Gestaltwandel	4;7 bis 5;6
Schulreife	5;7 bis 6;6

Unter fünf Jahren und sieben Monaten sind Kinder selten schulreif. Der Gestaltwandel sollte möglichst abgeschlossen sein, weil er seelische Belastungen mit sich bringt. Sie können diese Entwicklungsphase an Ihrem Kind leicht beobachten: Der Kleinkindbauch verschwindet, die Arme und Beine strecken sich, die Muskulatur tritt deutlicher hervor, und der Zahnwechsel beginnt.

2. Die soziale Schulreife

Neben der körperlichen Reife ist der soziale Reifegrad des Kindes sehr wichtig. Man kann ihn nicht in herkömmlichen Tests statistisch erfassen, denn er ist bei jedem Kind individuell ausgeprägt. Ein Kind, das schon im Elternhaus frühzeitig zur Selbständigkeit angehalten und erzogen wurde, wird den für die Schulreife notwendigen sozialen Reifestand eher aufweisen als ein Kind, das eine gegenteilige Erziehung zur Unselbständigkeit hatte. Wichtige Faktoren der sozialen-emotionalen Schulreife sind:

- gute Gedächtnisleistung und Konzentrationsfähigkeit
- reges Lerninteresse und Interessierbarkeit
- eine gut ausgeprägte Kontakt- und Anpassungsfähigkeit
- die Fähigkeit, gestellte Aufgaben zu durchdenken und selbständig auszuführen
- Ausdauer, Zielstrebigkeit und Belastbarkeit

Verfolgen wir diese Faktoren im familiären Bereich, so können wir sagen, daß Kinder die notwendige soziale Reife besitzen, wenn sie:

- fähig sind, sich über einen längeren Zeitraum mit einer Sache zu beschäftigen
- sich in einer Gruppe einfügen und auch behaupten können
- über einen längeren Zeitraum hinweg stillsitzen, zuhören, spielen können
- sich sprachlich verständlich ausdrücken, Vorstellungen, Ideen und Wünsche artikulieren können
- die feinmotorischen Bewegungen der Hand beim Umgang mit Schreibgeräten genügend ausgeprägt sind

Die Liste der hier aufgezählten Fähigkeiten und Fertigkeiten läßt sich beliebig ergänzen. Sie als Eltern können Ihr Kind am besten beurteilen. Ein ausführliches Gespräch mit der Kindergärtnerin oder einem Schulpsychologen kann Ihnen bei der Frage, ob Ihr Kind die erforderliche soziale Reife hat, sehr nützlich sein.

3. Die geistige Schulreife

Mit ihr allein beschäftigt sich dieses Testbuch.
Auf den folgenden Seiten finden Sie zehn Tests. Sie prüfen Fähigkeiten, die auch in den offiziellen Schulreifetests untersucht werden und für den Schulstart von Bedeutung sind. Es wird kein Wissen abgefragt, sondern der geistige Entwicklungsstand erforscht. Es soll geprüft werden, ob Ihr Kind die geistigen Voraussetzungen für die erste Klasse Grundschule bereits besitzt.
Das sind die fünf wichtigsten Schulvoraussetzungen und die entsprechenden Tests:
Denkvoraussetzungen: Test 1 bis Test 5
Rechenvoraussetzungen: Test 6 und Test 7
Schreibvoraussetzungen: Test 8
Lesevoraussetzungen: Test 9
Praktisches Geschick: Test 10

Für welches Alter sind die Schulreifetests geeignet?

Die zehn Tests wurden für vier- bis siebenjährige Kinder entwickelt. In den Bewertungstabellen am Schluß jedes Tests können Sie den Entwicklungsstand Ihres Kindes mit dem seiner jeweiligen Altersgruppe vergleichen. Es wurden sieben verschiedene Altersgruppen erfaßt. Die erste beginnt mit vier Jahren und null Monaten, und nach jeweils sechs Monaten fängt die nächste Altersgruppe an. Die Zahlen hinter dem Semikolon bedeuten die Anzahl der Monate.
4;0 bis 4;6
4;7 bis 4;12

5;0 bis 5;6
5;7 bis 5;12
6;0 bis 6;6
6;7 bis 6;12
7;0 bis 7;6

Wie wurden die Tests entwickelt?

Die offiziellen Schulreifetests dürfen nur von Lehrern und Psychologen benutzt werden. Für die Eltern gab es bisher keine Möglichkeit, ihr Kind selbst zu testen. Deshalb haben wir in diesem Buch erstmals psychologische Tests für die Hand der Eltern entwickelt.

Jede einzelne Aufgabe wurde von Pädagogen und Kindergärtnerinnen an einer hinreichend großen Anzahl vier- bis siebenjähriger Kinder überprüft. Danach sortierte man die zu leichten und zu schweren Aufgaben aus. Außerdem konnte so die richtige Zeitbegrenzung erforscht und bestimmt werden. Erst nach dieser Aufgabenanalyse ließen sich die zehn Tests in ihrer endgültigen Fassung festlegen. Mit verschiedenen Gruppen vier- bis siebenjähriger Kinder wurden die Tests dann erneut durchgeführt. Die Leistungen dieser »Versuchskinder« wurden statistisch erfaßt. Die Testauswertung basiert auf dieser Stichprobe.

Auf diese Weise können Sie das Testergebnis Ihres Kindes mit den Leistungen anderer Kinder desselben Alters vergleichen. Sie wissen dann, ob Ihr Kind besser oder schlechter als der Durchschnitt abschneidet. Aber was vor allem wichtig ist: Sie können nun gezielt seine Schwächen abbauen.

Bedenken Sie bitte: Die Testergebnisse zeigen keine *unveränderlichen* Begabungen. Ihr Kind ist im entwicklungsfähigsten Alter. Durch geistige Anregungen lassen sich Rückstände noch spielend aufholen.

So machen Sie die Tests

- Testen Sie Ihr Kind nur, wenn Sie genügend Zeit haben und nicht unterbrochen werden, denn jede Störung beeinträchtigt die Aufmerksamkeit Ihres Kindes und verfälscht das Testergebnis.
- Legen Sie eine Uhr in Sichtweite, denn bei einigen Tests muß eine genaue Zeit eingehalten werden. Beachten Sie bitte die Testzeit, damit das Ergebnis den richtigen Aussagewert hat.
- Besorgen Sie einen Bleistift und einen Radiergummi. Falsche Kreuze darf Ihr Kind ausradieren. Sie sollten es jedoch nicht auf Fehler hinweisen.
- Die Aufgaben sind unterschiedlich schwer. Es kommt sicherlich vor, daß Ihr Kind manche Aufgaben nicht lösen kann. Sie dürfen dann nicht helfen, denn die Lösungen müssen von Ihrem Kind selbständig gefunden werden.
- Auf keinen Fall dürfen Sie Ihr Kind auf Fehler aufmerksam machen, auch nicht durch sichtbare Nervosität oder ein böses Gesicht. Bleiben Sie unbeteiligt, denn Ihr Kind wird sonst unsicher.
- Wir empfehlen Ihnen, nicht mehr als zwei Tests pro Tag zu machen, weil die ungeübte, schnell erlahmende Konzentrationsfähigkeit die Leistungsnorm Ihres Kindes sonst herabsetzt.
- Die Tests sollen Freude machen. Zwingen Sie also Ihr Kind nicht zu den Aufgaben, wenn Sie spüren, daß es keine Lust dazu hat. Versuchen Sie es einige Tage später.
- Fragt Ihr Kind während des Tests: »Ist das richtig?«, so dürfen Sie sich nicht auf ein Gespräch einlassen. Antworten Sie: »Mach ruhig so weiter.« Wenn Sie mit Ihrem Kind sprechen, kostet das Zeit und Punkte. Vermeiden Sie deshalb jedes Gespräch während der Tests.
- Machen Sie die Tests in der Reihenfolge von Test 1 bis hin zu Test 10.

Test 1 Inhaltserfassung

Die richtigen Märchenbilder heraussuchen

Bei diesem ersten Test sollen zwei bekannte Märchen (Rotkäppchen und Schneewittchen) inhaltlich genau erfaßt werden. Die Aufgabe besteht darin, daß Ihr Kind aus je sechs Bildern (die zu verschiedenen Märchen gehören) die drei richtigen Bilder heraussuchen soll. Dabei zeigt sich, ob Ihr Kind eine Erzählung klar erfassen kann und sich nicht durch andere Inhalte verwirren läßt. In der Schule wird die Fähigkeit zur klaren Inhaltserfassung vorausgesetzt.

Testanweisung für die Eltern

Auch wenn Ihr Kind die beiden Märchen schon kennt, sollten Sie zur Erinnerung die kurze Nacherzählung vorlesen oder ihm das Märchen mit eigenen Worten erzählen, damit der Inhalt wieder lebendig wird. Anschließend müssen aus sechs Bildern die *drei* herausgesucht und angekreuzt werden, die zu dem jeweiligen Märchen gehören.
Beeinflussen Sie Ihr Kind bitte nicht, wenn es einen Fehler macht. Sagen Sie auf keinen Fall: »Das ist nicht richtig, überleg doch noch einmal.« Ihr Kind soll völlig selbständig arbeiten.
Bei Test 1 besteht keine Zeitbegrenzung. Beginnen Sie zunächst mit dem Märchen »Rotkäppchen«. Das Märchen »Schneewittchen« sollten Sie anschließend behandeln.

Rotkäppchen

»Rotkäppchen ging in den Wald. Es wollte seine kranke Großmutter besuchen. Rotkäppchen trug einen Korb mit einer Flasche Wein und Kuchen, den es der Großmutter mitbringen wollte.
Unterwegs begegnete Rotkäppchen dem Wolf, der neugierig fragte: ›Wo wohnt denn deine Großmutter?‹ Und Rotkäppchen erklärte dem bösen Wolf den Weg. Danach pflückte es im Wald noch ein paar Blumen für die Großmutter.
Der Wolf aber rannte, so schnell er konnte, zu dem Haus der Großmutter. Er schlich zu ihrem Bett und verschlang sie mit Haut und Haaren.
Als das Rotkäppchen ins Haus kam, lag statt der Großmutter der Wolf im Bett. Er sprang auf und verschlang auch das arme Rotkäppchen. Dann schlief er erschöpft ein und fing fürchterlich zu schnarchen an. Das hörte ein Jäger, der zufällig an dem Haus vorbeiging. Er merkte, daß irgend etwas nicht in Ordnung war und trat leise und vorsichtig durch die Tür.
Als er sah, daß der Wolf im Bett der Großmutter lag, ahnte er, was geschehen war. Er schnitt mit der Schere dem Wolf den Bauch auf und holte die Großmutter und Rotkäppchen heraus. Da waren alle drei sehr glücklich, und sie tranken den Wein und ließen sich den Kuchen schmecken.«

für Ihr Kind

Zeigen Sie die Bilder auf den nächsten beiden Seiten, und sagen Sie dann: »Schau dir die Bilder genau an. Einige sind aus dem Märchen ›Rotkäppchen‹, die übrigen Bilder sind aus anderen Märchen. Kreuze mit deinem Bleistift jetzt die Bilder aus dem Märchen ›Rotkäppchen‹ an.«
Anschließend können Sie Ihr Kind die übrigen Bilder bestimmten Märchen zuordnen lassen, um die Testatmosphäre vor dem zweiten Teil aufzulockern.

1

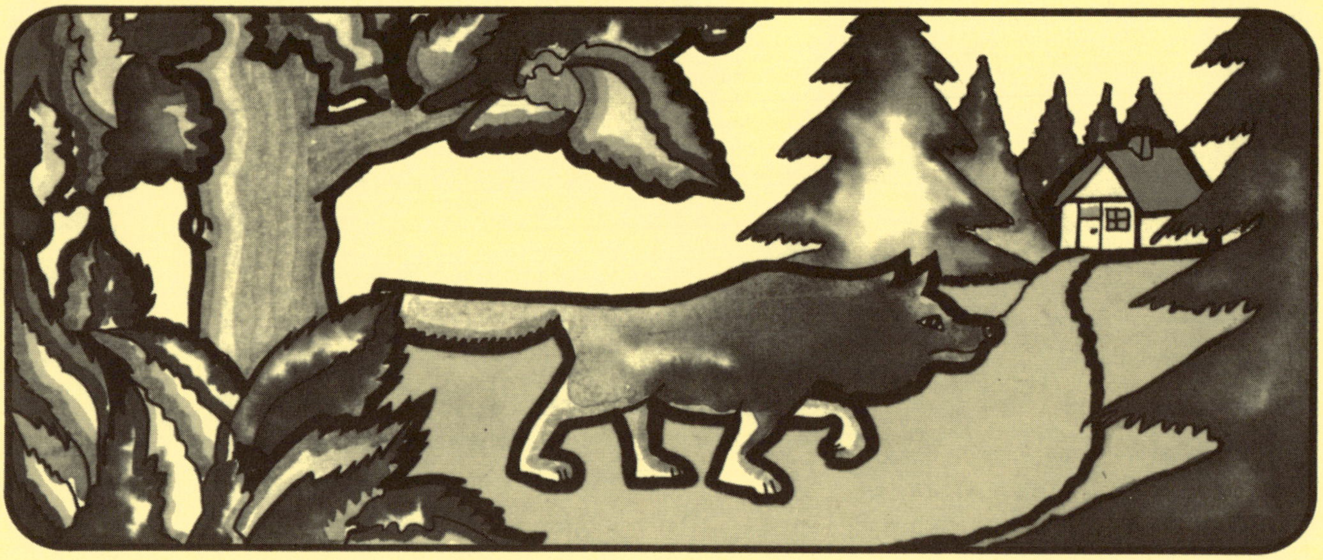

2

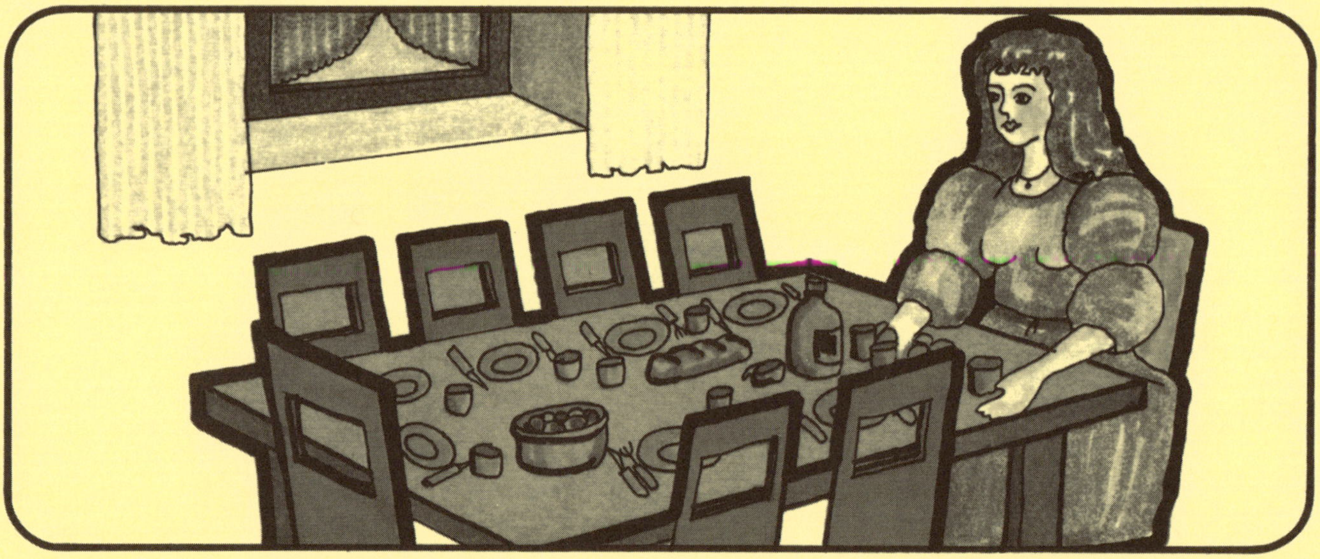

3

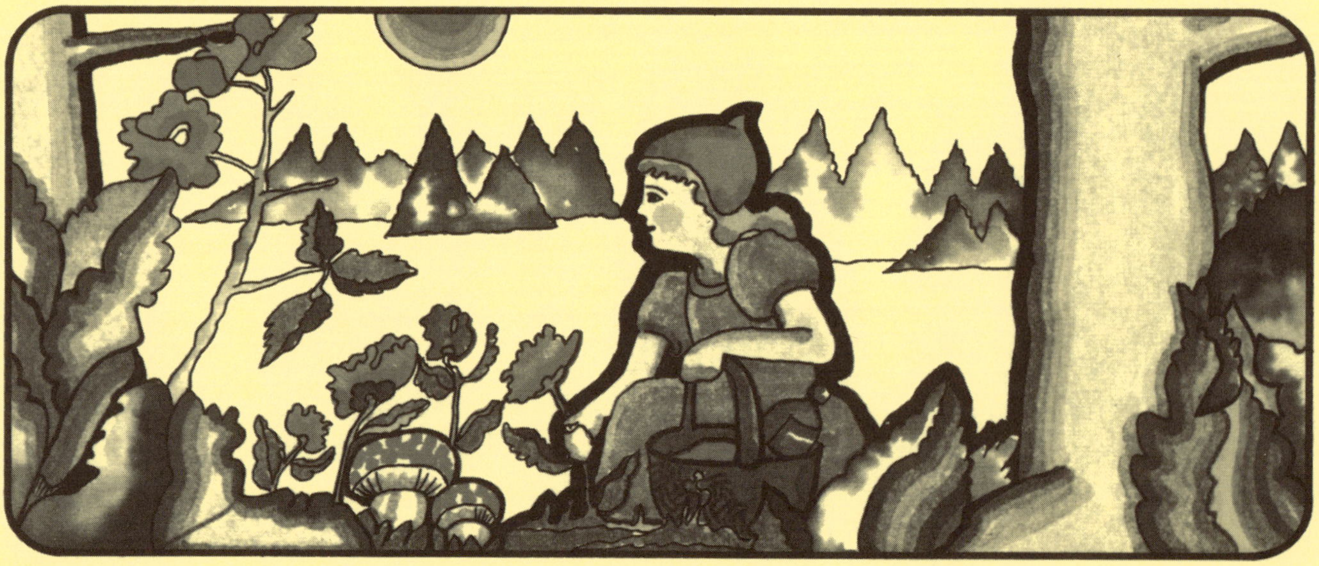

4

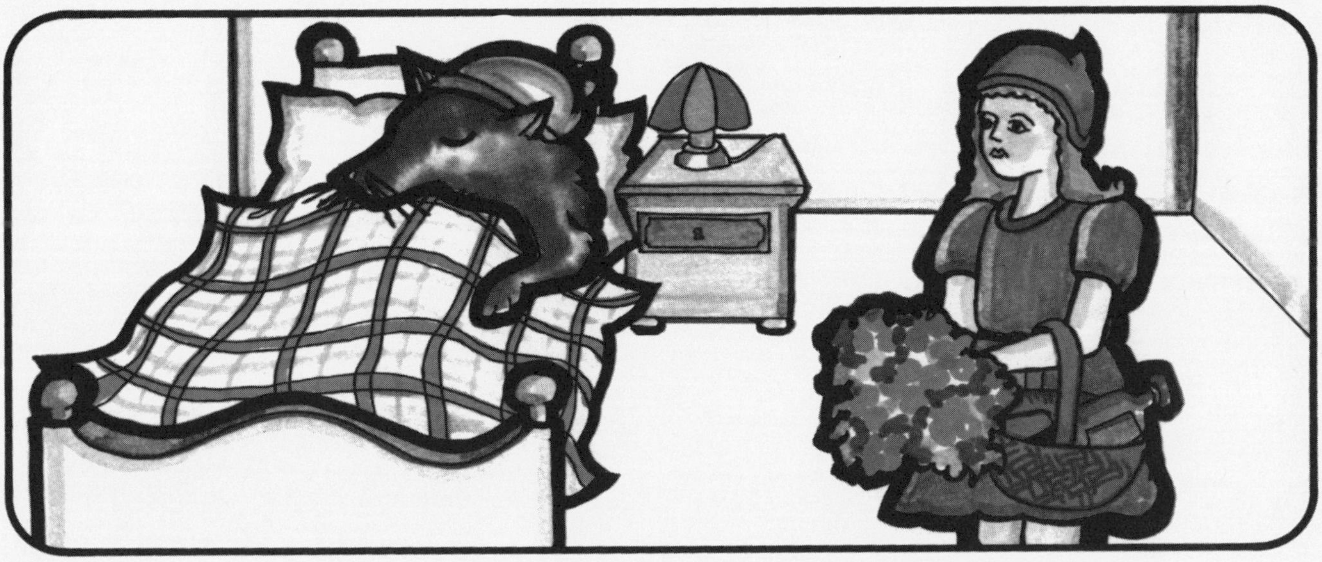

5

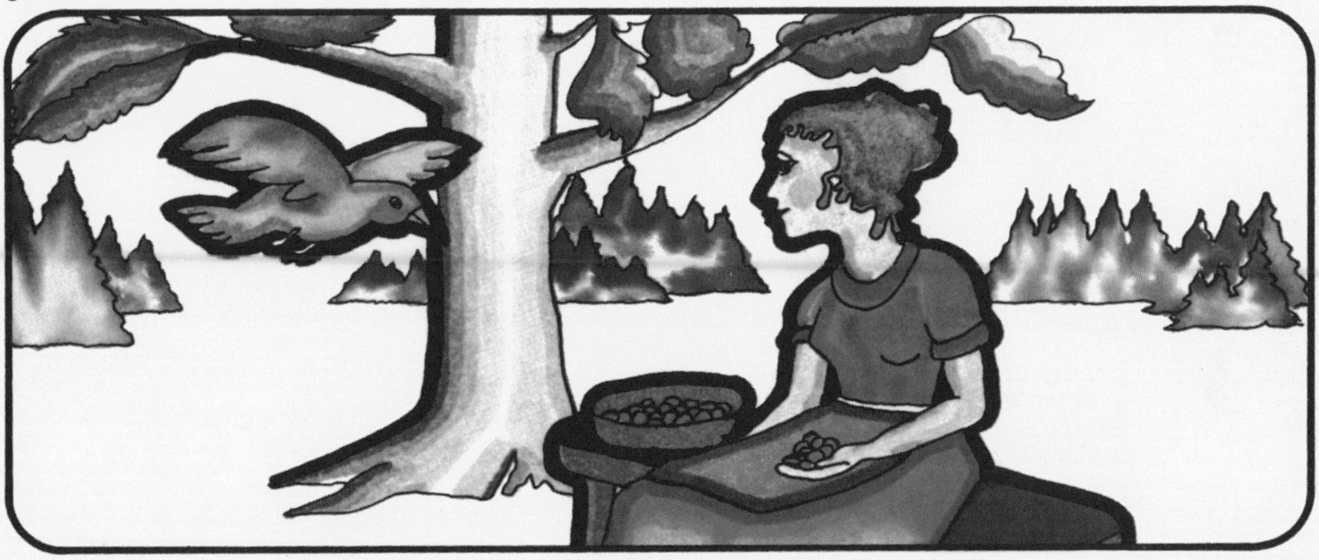

6

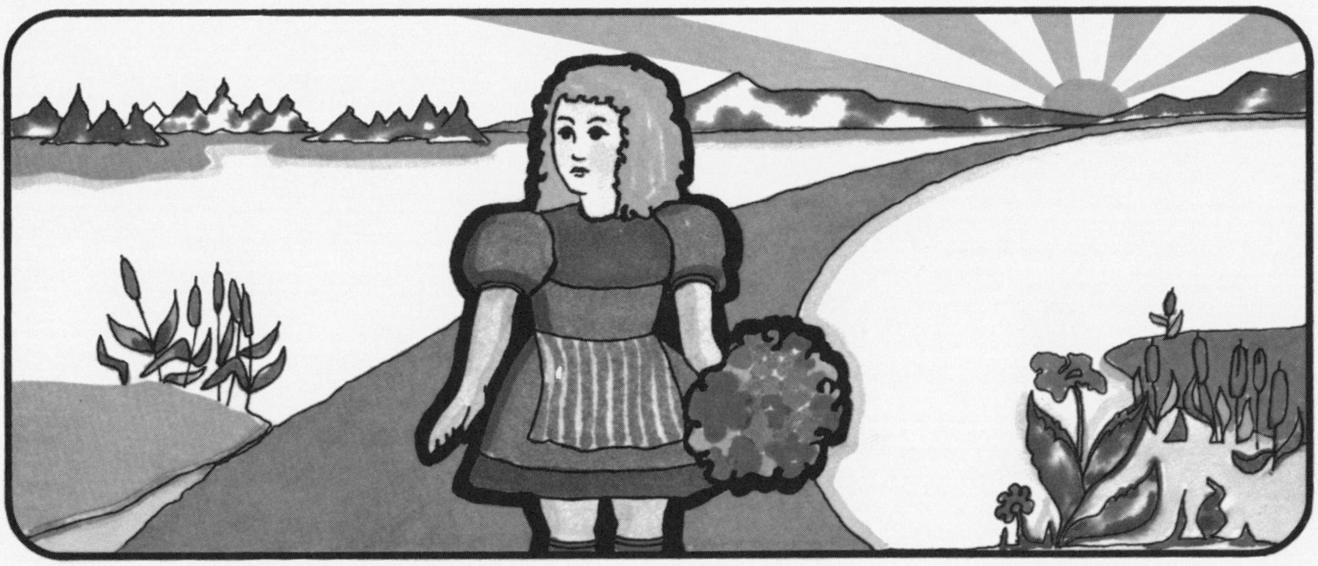

Märchenbilder inhaltlich erfassen

Lesen Sie vor oder erzählen Sie Ihrem Kind das Märchen von »Schneewittchen und den sieben Zwergen«. Hier eine kurze Inhaltsangabe als Gedächtnisstütze:

Schneewittchen

»Schneewittchen hatte eine Stiefmutter, die sehr eitel war. Sie stand oft vor ihrem Spiegel und fragte: ›Spieglein, Spieglein an der Wand, wer ist die Schönste im ganzen Land?‹ Der Spiegel antwortete: ›Frau Königin, Ihr seid die Schönste im Land.‹
Als Schneewittchen jedoch größer und älter wurde, antwortete der Spiegel: ›Frau Königin, Ihr seid die Schönste hier, aber Schneewittchen ist tausendmal schöner als Ihr.‹ Da wurde die Stiefmutter böse. Sie schickte Schneewittchen mit dem Jäger in den tiefen Wald hinaus. Der Jäger sollte das schöne Schneewittchen töten. Schneewittchen aber weinte bitterlich. Da bekam der Jäger Mitleid und ließ es im Wald wieder frei.
Schneewittchen lief lange durch den finsteren Wald, als es hinter den sieben Bergen zu einem kleinen Häuschen kam. Darin wohnten die sieben Zwerge.
Die böse Stiefmutter aber befragte abends wieder ihren Spiegel: ›Wer ist die Schönste im ganzen Land?‹, und der Spiegel antwortete: ›Frau Königin, Ihr seid die Schönste hier, aber Schneewittchen über den Bergen bei den sieben Zwergen ist noch tausendmal schöner als Ihr.‹
Da wußte die böse Stiefmutter, daß Schneewittchen noch lebte. Nun beschloß sie, es selbst umzubringen. Sie verkleidete sich als alte Krämerin und wanderte über die sieben Berge zu dem Zwergenhaus. Dort fand sie Schneewittchen und gab ihm einen vergifteten Apfel. Als die Zwerge abends zurückkamen, sahen sie Schneewittchen tot auf dem Boden liegen.
Traurig legten sie es in einen gläsernen Sarg und hielten Tag und Nacht Wache. Aber da ritt ein Königssohn vorbei. Er sah das schöne Schneewittchen in dem Sarg und wollte es auf sein Schloß mitnehmen. Als die Zwerge den Sarg aufhoben, löste sich der vergiftete Apfelbissen, und Schneewittchen wurde wieder lebendig. Es heiratete den Königssohn und lebte mit ihm viele Jahre glücklich auf dem schönen Schloß.«

für Ihr Kind

»Schau dir die Bilder genau an. Einige sind aus dem Märchen ›Schneewittchen‹, die übrigen sind wieder aus anderen Märchen. Kreuze mit deinem Bleistift jetzt die Bilder aus dem Märchen ›Schneewittchen‹ an.«

1

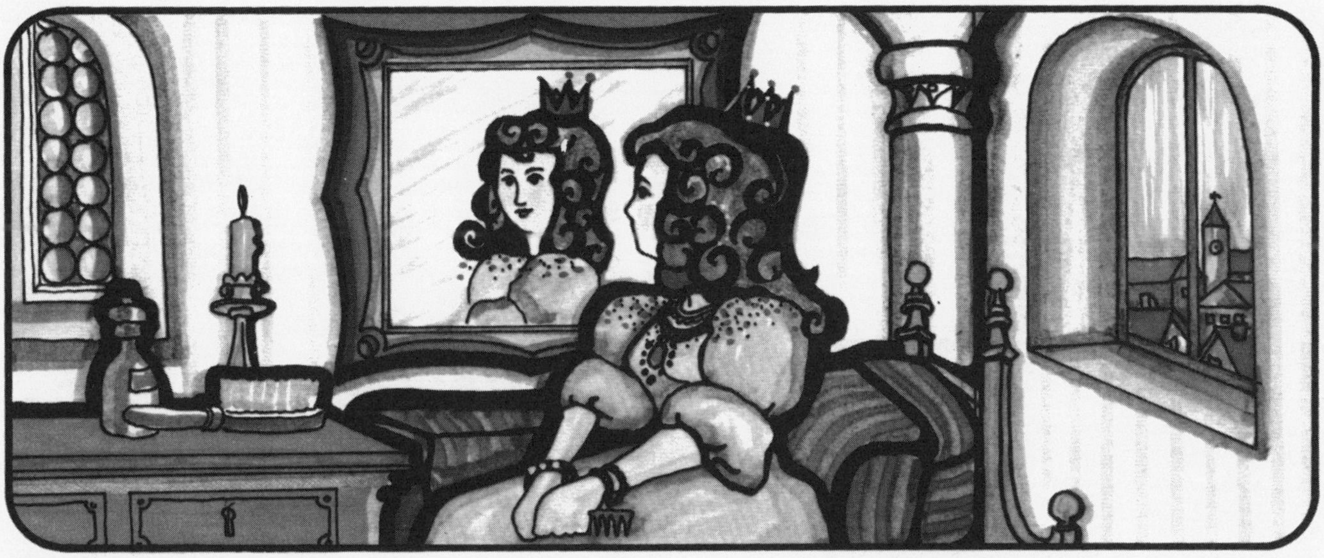

2

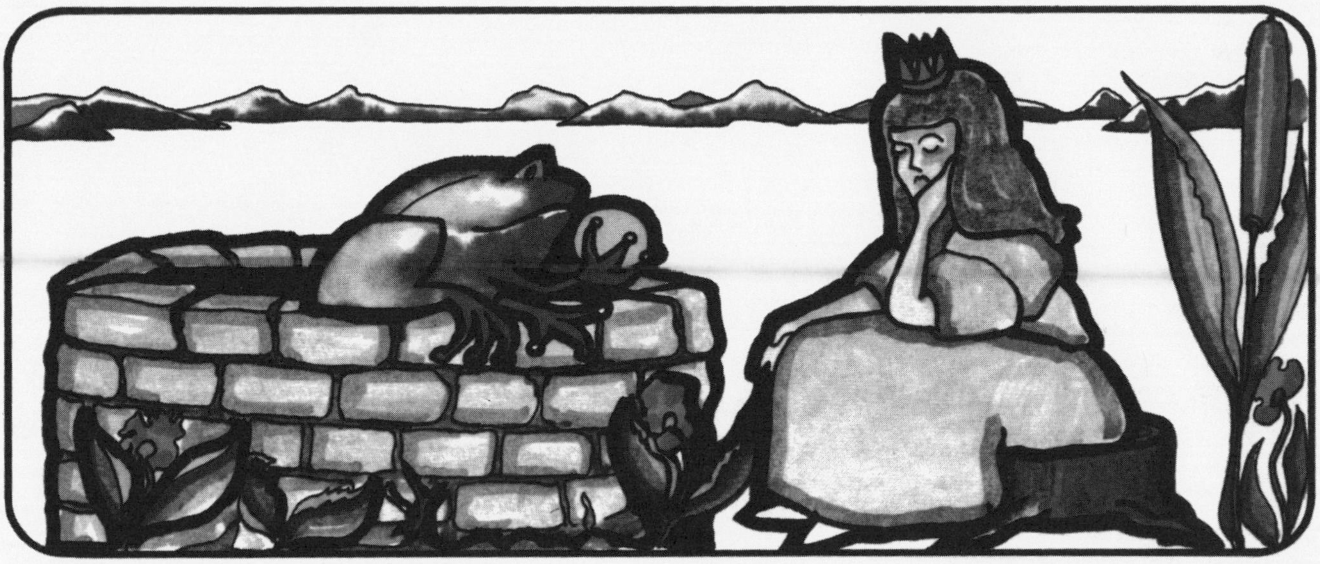

3

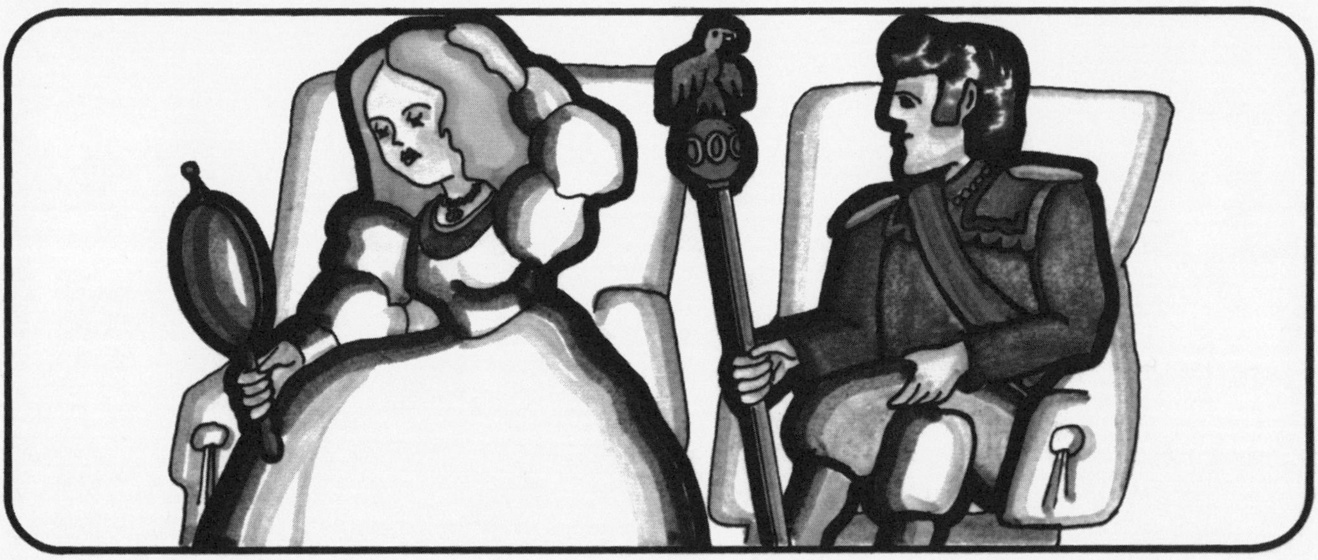

4

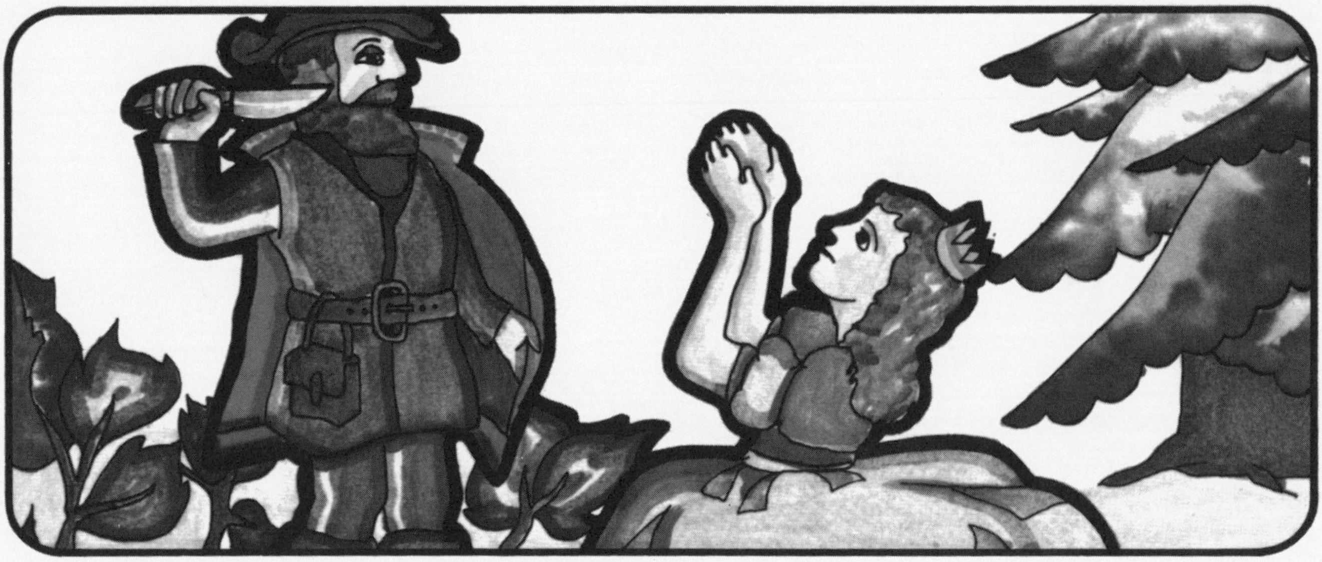

5

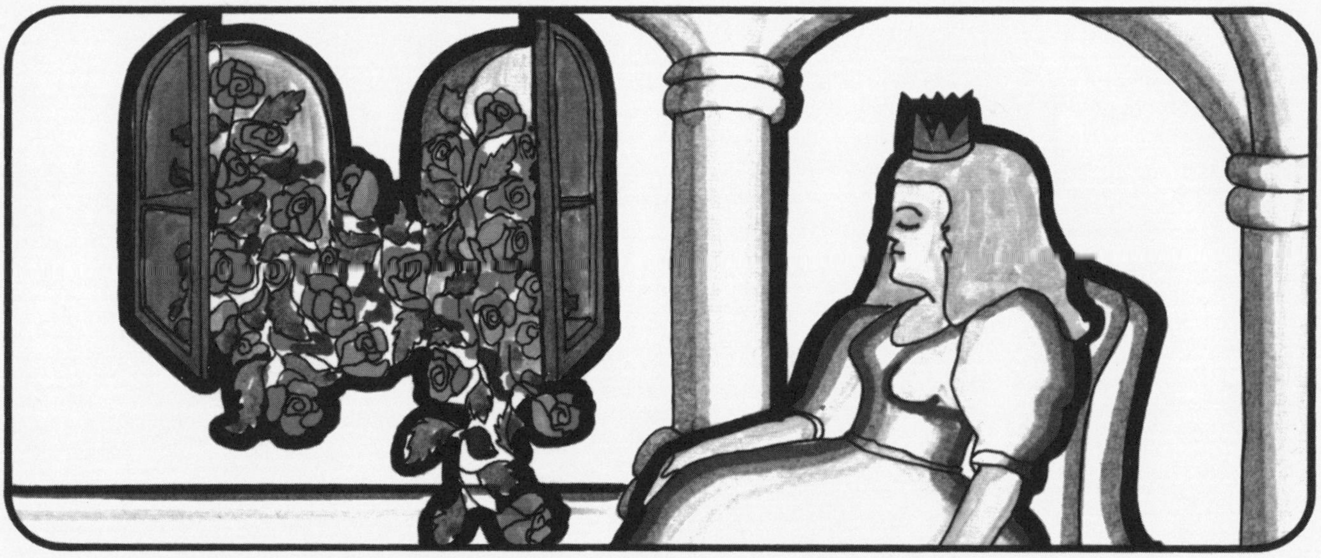

6

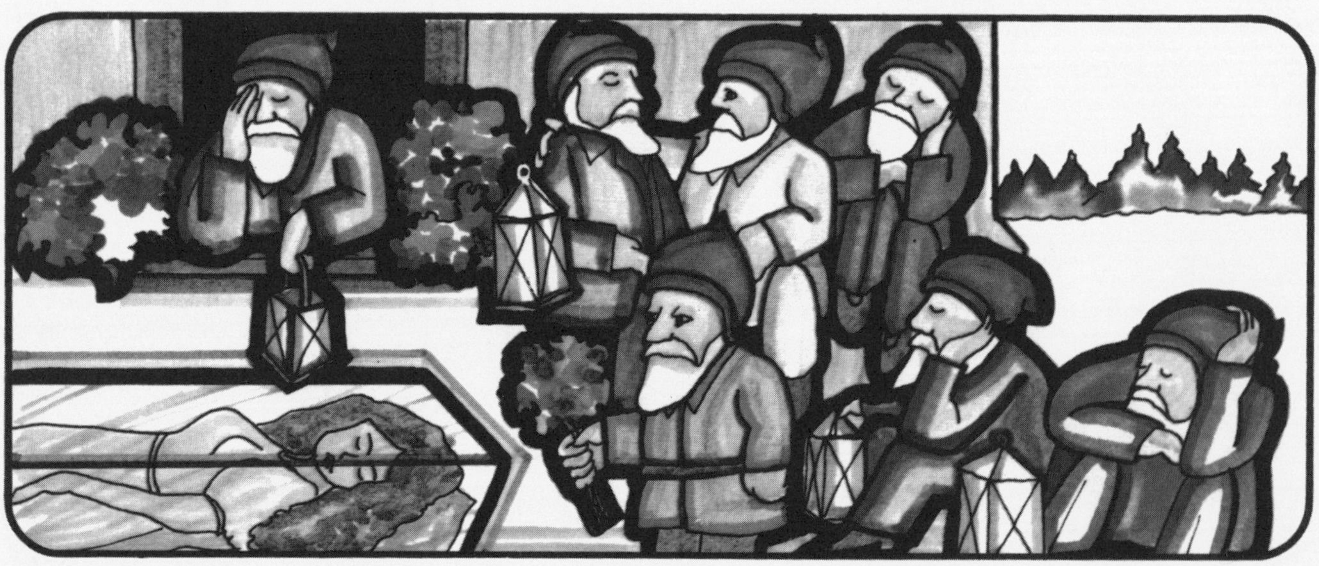

Zum Vergleich links die Lösung:

Rotkäppchen: Bild 1, 3, 4
Schneewittchen: Bild 1, 4, 6

Testauswertung

Zählen Sie für jedes richtig angekreuzte Märchenbild zwei Pluspunkte.
Pluspunkte = ...
Zählen Sie für jedes falsch angekreuzte Märchenbild einen Minuspunkt.
Minuspunkte = ...
Wenn Sie von den Pluspunkten die Minuspunkte abziehen, erhalten Sie die Gesamtpunktzahl.
Gesamtpunktzahl = ...
Bitte beachten Sie, daß die Gesamtpunktzahl auch mit einem Minuszeichen versehen sein kann. Beispiel: Ein Kind hat 4 Pluspunkte und 5 Minuspunkte. Dann ist die Gesamtpunktzahl −1.
Suchen Sie in der Bewertungstabelle (unten) zuerst die Spalte mit der Altersgruppe Ihres Kindes heraus. In dieser Spalte stehen die Punkte untereinander. Gehen Sie die Reihe mit der erreichten Punktzahl nach rechts, dort finden Sie die Bewertung der Inhaltserfassung. Sie sagt Ihnen, wie gut Ihr Kind im Vergleich zu gleichaltrigen Kindern bei Test 1 abgeschnitten hat. Kreuzen Sie bitte das erzielte Ergebnis an.

Bewertungstabelle

	Altersgruppe in Jahren und Monaten							Bewertung der Inhaltserfassung	Testergebnis ankreuzen
	4;0−4;6	4;7−4;12	5;0−5;6	5;7−5;12	6;0−6;6	6;7−6;12	7;0−7;6		
Punkte	10−12	11−12	12	12	12	12	12	sehr gut	
	7−9	9−10	10−11	10−11	10−11	11	11	gut	
	5−6	6−8	7−9	7−9	8−9	8−10	9−10	überdurchschn.	
	3−4	4−5	5−6	5−6	5−7	5−7	6−8	unterdurchschn.	
	1−2	2−3	2−4	3−4	3−4	3−4	3−5	gering	
	unter 1	unter 2	unter 2	unter 3	unter 3	unter 3	unter 3	sehr gering	

Das bedeutet das Testergebnis:

Altersgruppe 4;0 bis 5;6

gut / sehr gut = Prognose: Schulreife ab 5;7 zu erwarten

unter- / überdurchschnittlich = Prognose: ab 5;7 wahrscheinlich durchschnittlich schulreif

sehr gering / gering = Prognose: gefährdete Schulreife ab 5;7

Altersgruppe 5;7 bis 7;6

gut / sehr gut = schulreif

unter- / überdurchschnittlich = wahrscheinlich schulreif, Normalbereich (Durchschnitt)

sehr gering / gering = fraglich schulreif

Nach diesem Prinzip sind auch die noch folgenden Bewertungstabellen zu interpretieren. Wie Sie aus der Punktverteilung ersehen, sind die drei Altersgruppen von 4;0 bis 5;6 im Vergleich zu sechsjährigen Kindern noch weit zurück. Deshalb wird nur eine »Prognose« der späteren Schulreife gegeben. Eine gefährdete Schulreife kann durch Denkanstöße und Förderung bis zum Alter von 6;0 erheblich verbessert werden.

Test 2 Logisches Denken

Gesetze in Bilderreihen erkennen

Bei Test 2 soll Ihr Kind zeigen, wie gut und wie schnell es Gesetzmäßigkeiten in Bilderreihen erkennen kann. Dabei wird konzentriertes Denken verlangt. Dieser Test ist nicht leicht. Verzweifeln Sie deshalb nicht, wenn Ihr Kind bei diesen Aufgaben Fehler macht.

Testanweisung für die Eltern

Jede Aufgabe besteht aus einer Bilderreihe, die von oben nach unten läuft. Die abgebildeten Gegenstände und Figuren wiederholen sich nach einem einfachen Ordnungsprinzip.
Beim *Beispiel* Hund, Schmetterling, Hund, Schmetterling usw. ist die fehlende Figur (leeres Feld) ein Schmetterling.
Wenn Ihr Kind das Prinzip der Aufgabe am Beispiel genau verstanden hat, kann es mit der ersten Reihe beginnen. Achten Sie darauf, daß die fehlende Figur nicht nur genannt oder gezeigt wird. Sie muß unter den abgebildeten Figuren angekreuzt werden.
Zeitbegrenzung für 6;0 bis 7;6jährige Kinder: 15 Minuten
Zeitbegrenzung für 4;0 bis 6;0jährige Kinder: 17 Minuten
Ist die Zeit abgelaufen, muß Ihr Kind den Test beenden, auch wenn noch viele Aufgaben ungelöst sein sollten.
Die Zeit wird erst gestoppt, wenn das Beispiel genau verstanden wurde und Ihr Kind mit der ersten Aufgabe beginnt.

für Ihr Kind

»Schaue dir diese Reihe an. Hier ist ein Hund, dann kommt ein Schmetterling, dann wieder ein Hund, Schmetterling, Hund – leeres Kästchen, dann wieder Hund und Schmetterling. Was kommt in das leere Kästchen? Hund oder Schmetterling? Zwischen den beiden Hunden ist ein leeres Kästchen. In dieser Reihe ist immer zwischen zwei Hunden ein Schmetterling. Ein Schmetterling kommt also in das leere Kästchen und wird angekreuzt.«

Beispiel

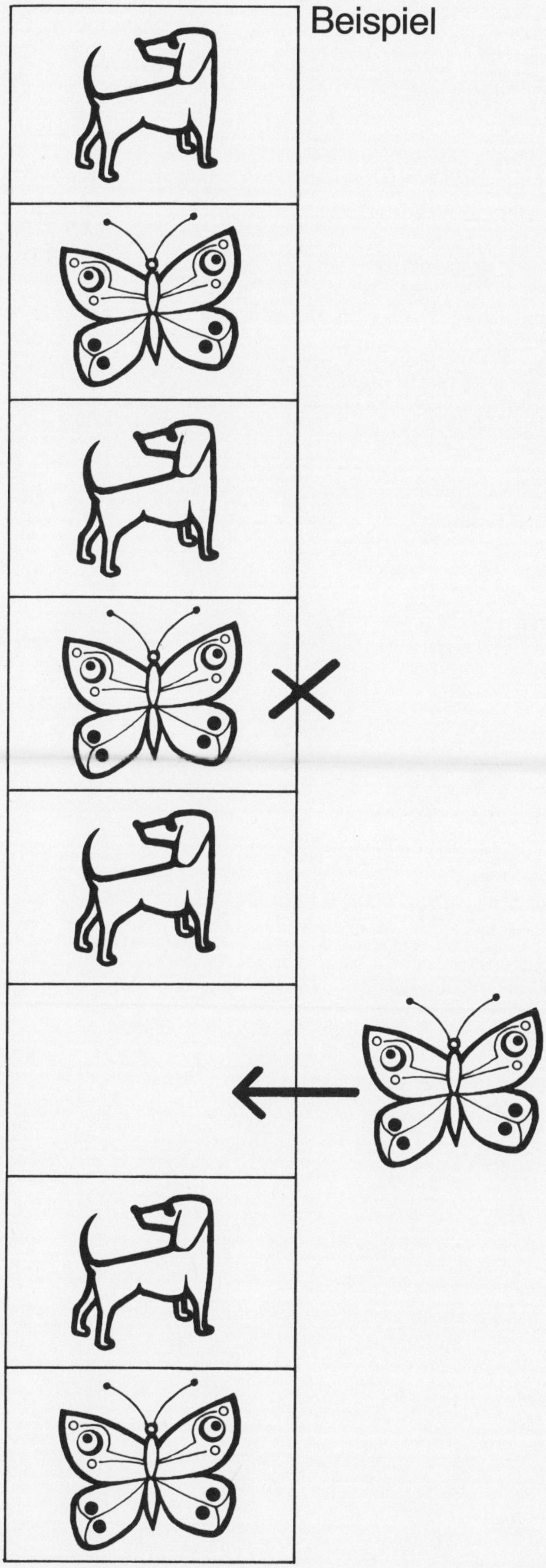

1

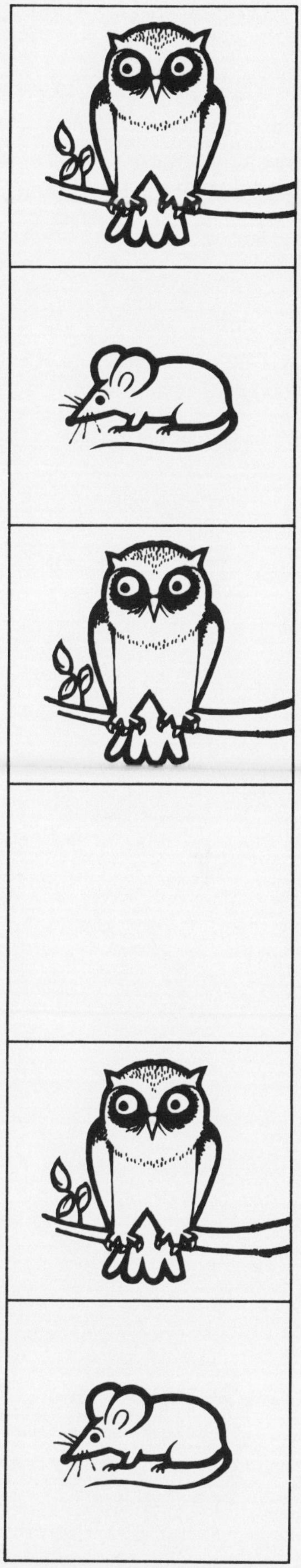

2

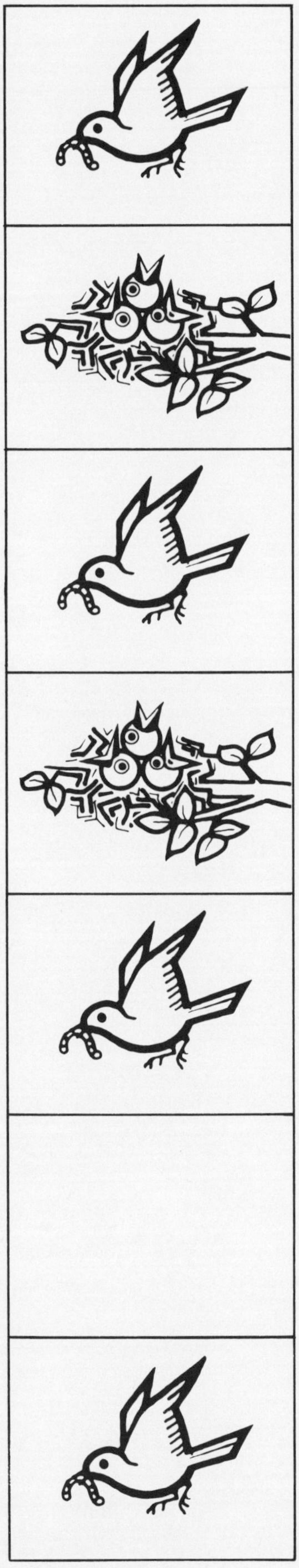

3

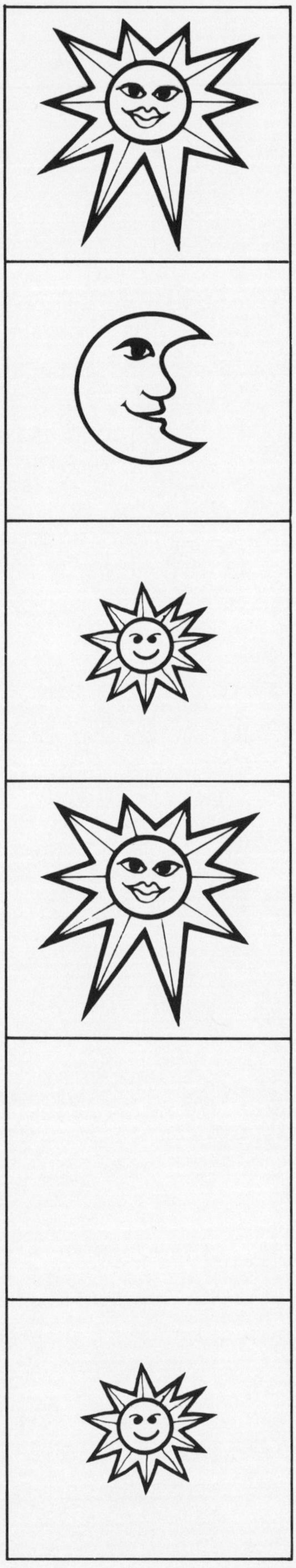

4

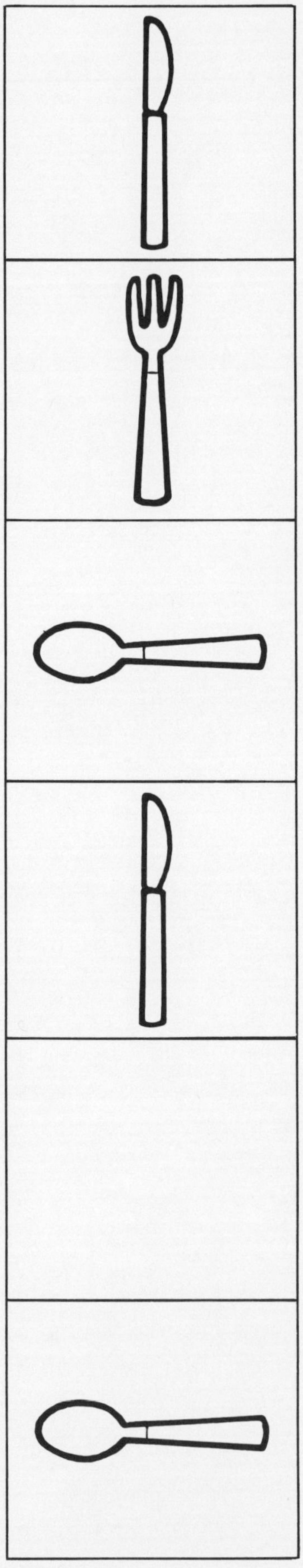

5

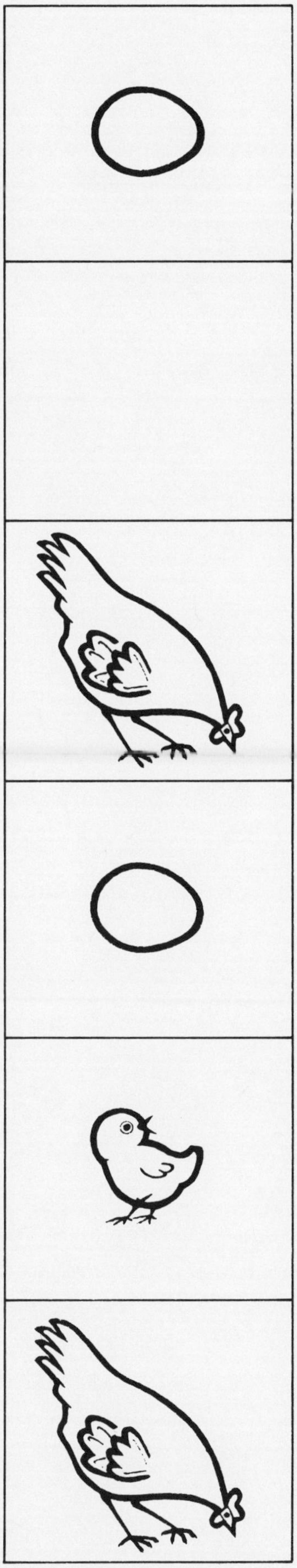

6

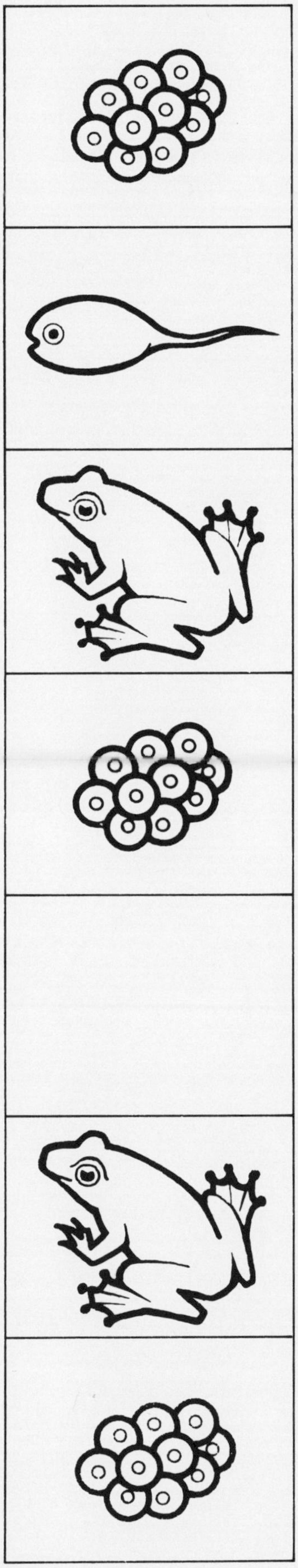

7

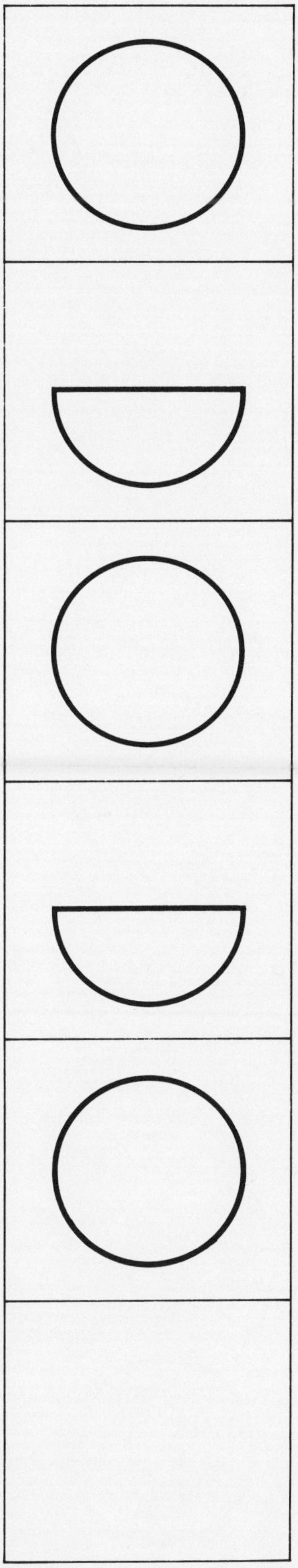

8

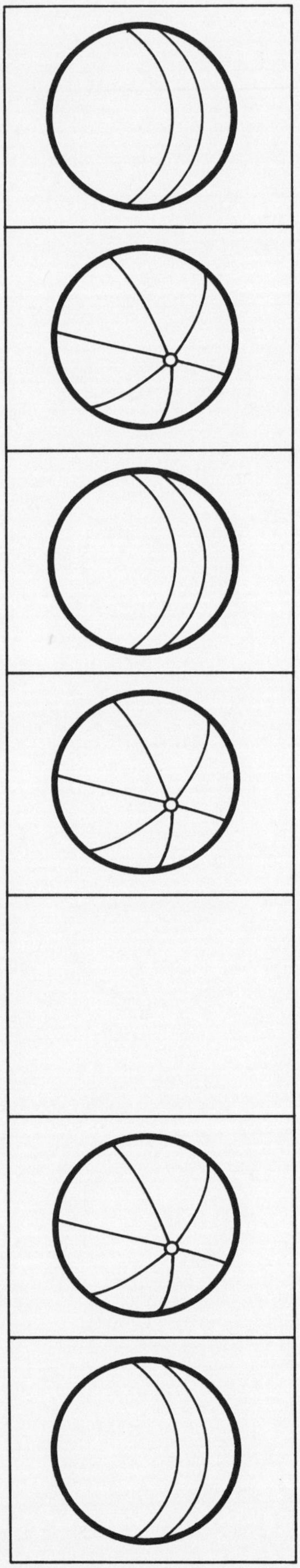

9

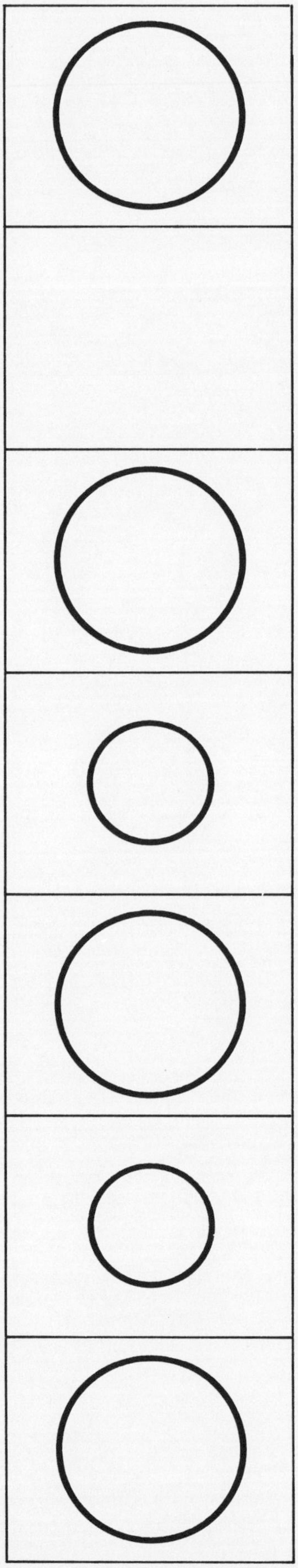

10

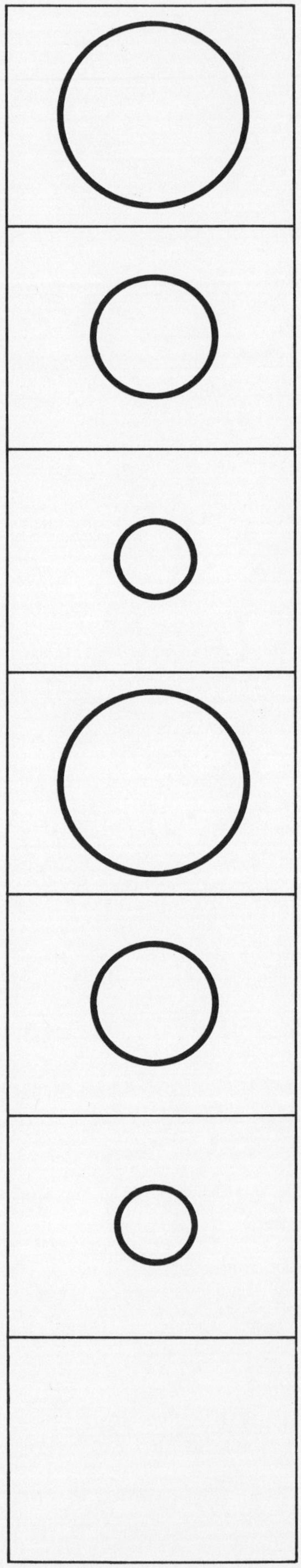

11

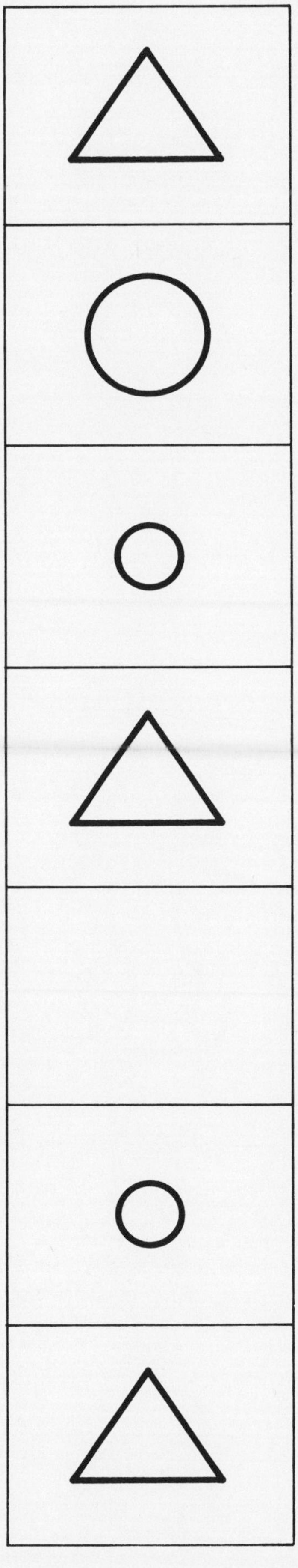

12

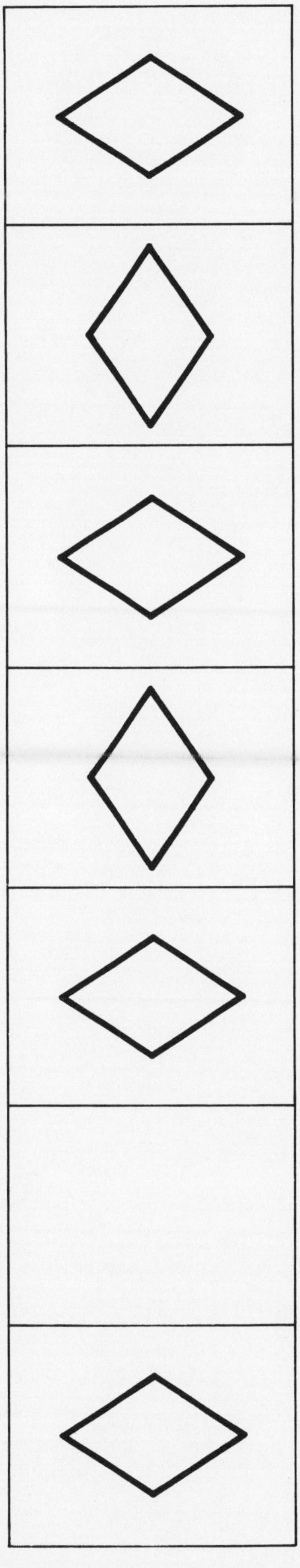

13

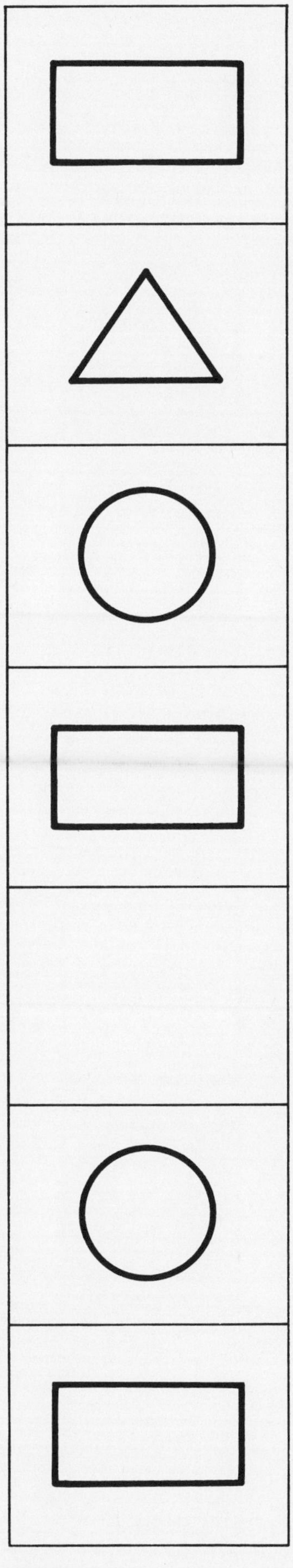

14

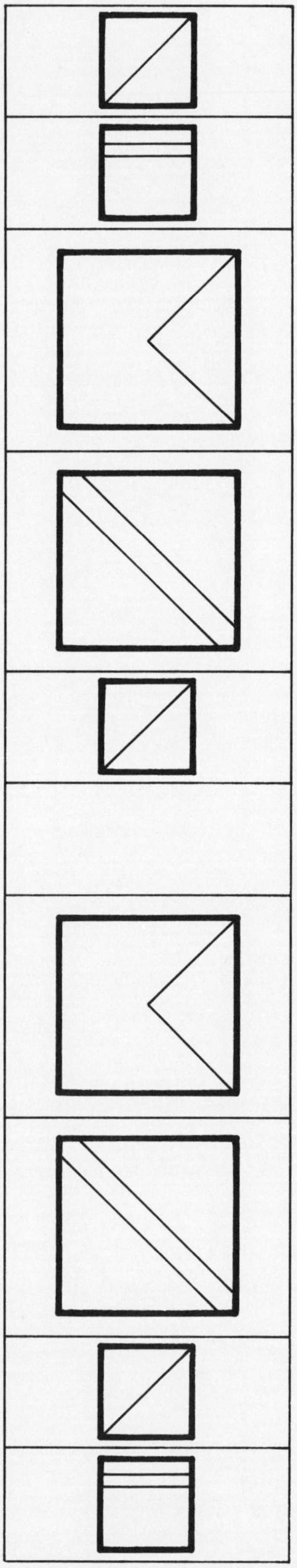

15

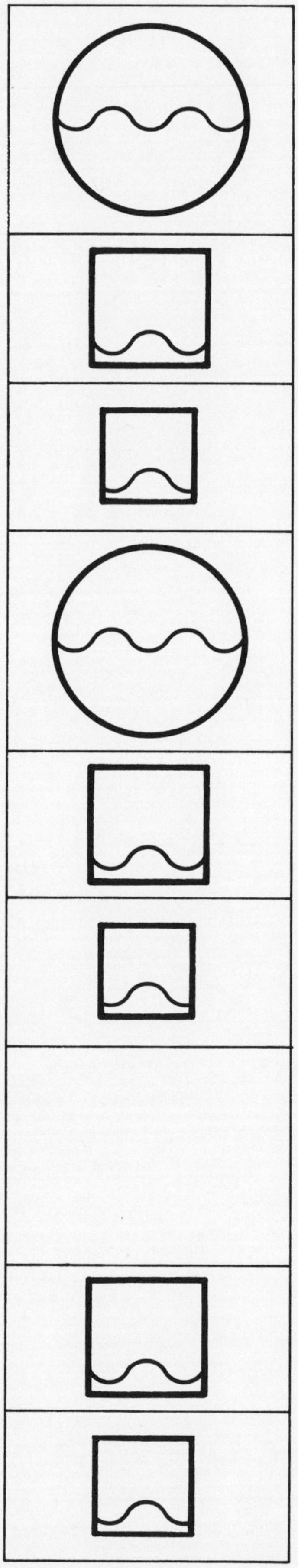

16

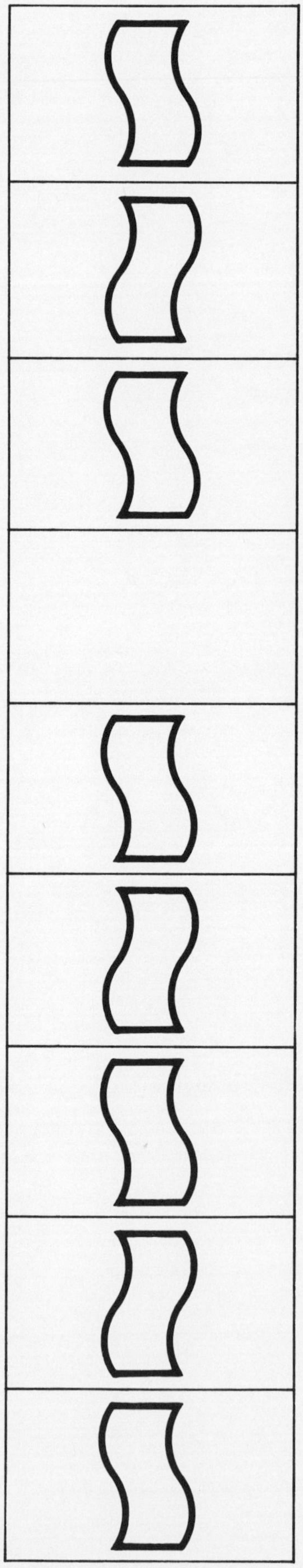

Zum Vergleich hier die Lösung:

Aufgabe 1 = Maus
2 = Nest
3 = Mond
4 = Gabel
5 = Küken
6 = Kaulquappe
7 = Halbkreis
8 = Ball mit 2 Ringen
9 = kleiner Kreis
10 = großer Kreis
11 = großer Kreis
12 = auf der Spitze stehende Raute
13 = Dreieck
14 = das zweite (kleine) Quadrat von oben bzw. das letzte
15 = Kreisfigur
16 = zweite, sechste oder achte Figur von oben

Testauswertung

Für jedes richtig angekreuzte fehlende Bild (in der Zeitbegrenzung) erhält Ihr Kind einen Punkt. Die Gesamtzahl der richtigen Aufgaben ergibt die Punkte für Test 2.
Punkte = ...
Suchen Sie in der Bewertungstabelle (unten) zuerst die Spalte mit der Altersgruppe Ihres Kindes heraus. In dieser Spalte stehen die Punkte untereinander. Gehen Sie die Reihe mit der erreichten Punktzahl nach rechts, dort finden Sie die Bewertung des logischen Denkens. Sie sagt Ihnen, wie gut Ihr Kind im Vergleich zu gleichaltrigen Kindern bei Test 2 abgeschnitten hat. Kreuzen Sie bitte das erzielte Ergebnis an.

Bewertungstabelle

Altersgruppe in Jahren und Monaten								Bewertung des logischen-Denkens	Testergebnis ankreuzen
	4;0–4;6	4;7–4;12	5;0–5;6	5;7–5;12	6;0–6;6	6;7–6;12	7;0–7;6		
Punkte	13–16	14–16	15–16	16	16	16	16	sehr gut	
	7–12	9–13	12–14	13–15	13–15	14–15	14–15	gut	
	3–6	3–8	6–11	7–12	8–12	9–13	11–13	überdurchschn.	
	2	2	3–5	4–6	4–7	5–8	6–10	unterdurchschn.	
	1	1	2	2–3	2–3	3–4	4–5	gering	
	0	0	0–1	0–1	0–1	0–2	0–3	sehr gering	

Test 3 Gedächtnis Teil 1

Bilder merken und behalten

Mit Test 3 wird das Gedächtnis untersucht. Es sollen neun Bilder eingeprägt und später wiedererkannt werden. – Das Gedächtnis sollte beim Schuleintritt gut ausgeprägt sein. Je besser Ihr Kind etwas behalten kann, um so leichter fallen ihm die ersten Unterrichtstage.

Testanweisung für Ihr Kind

»Schau dir einmal diese Bilder an!« – Fragen Sie dann bei jedem Bild: »Was ist das?«
Sie dürfen auch Fragen beantworten, die Ihr Kind zu den Gegenständen stellt. Wenn alle Bilder genau betrachtet wurden, machen Sie bitte anschließend Test 4. Erst dann beginnt die eigentliche Gedächtnisaufgabe (Test 3, Teil 2).
Bei Test 3 besteht keine Zeitbegrenzung.

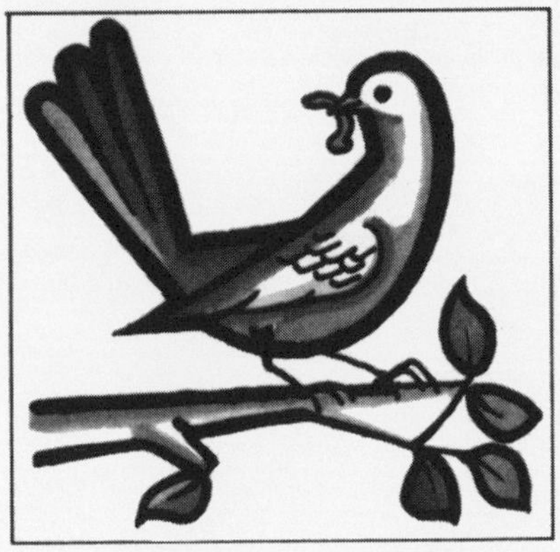
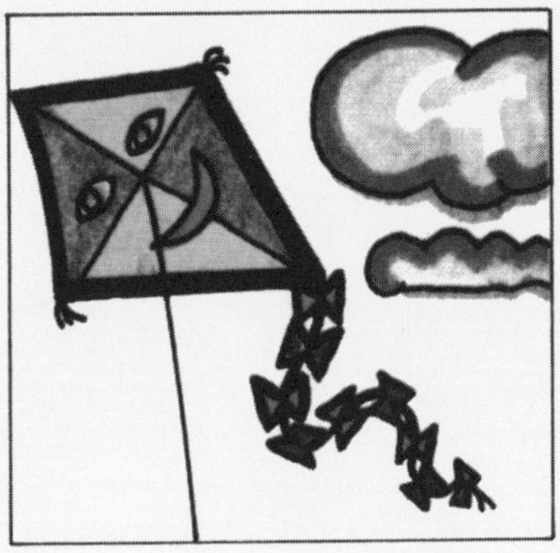
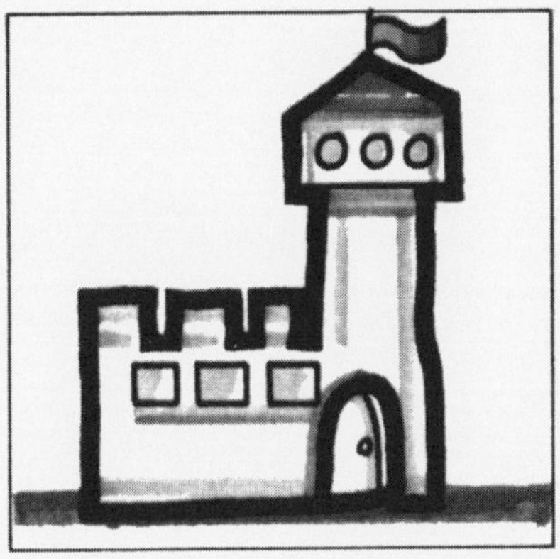

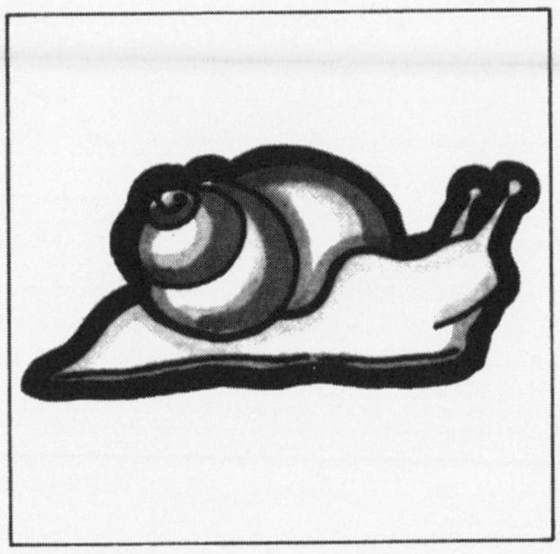
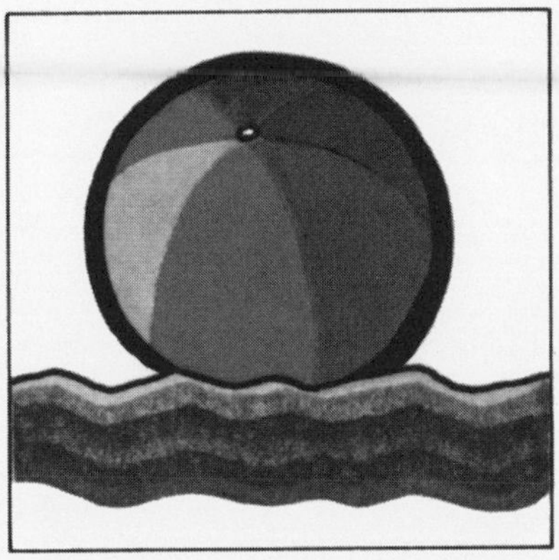

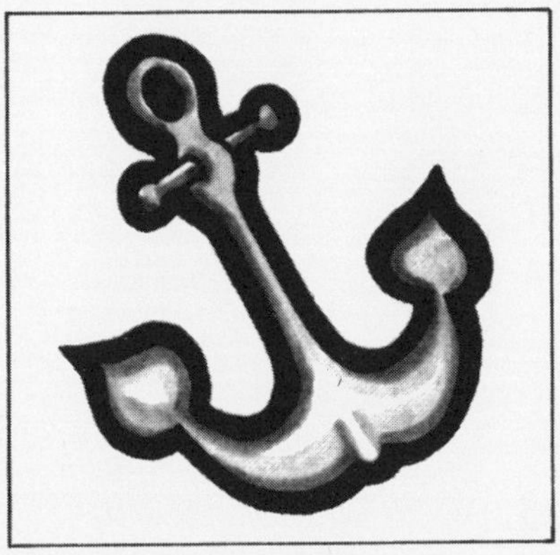
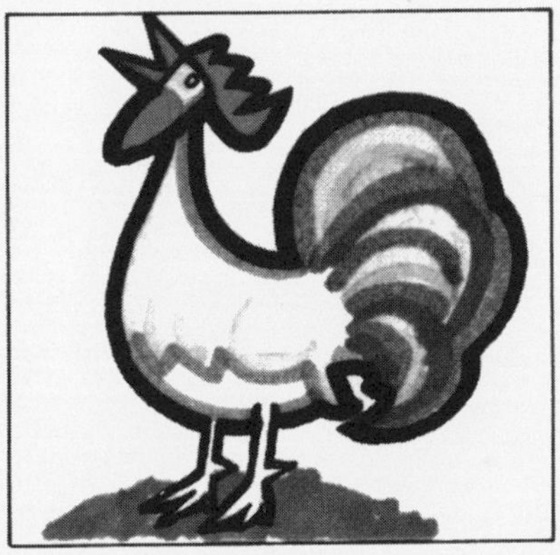
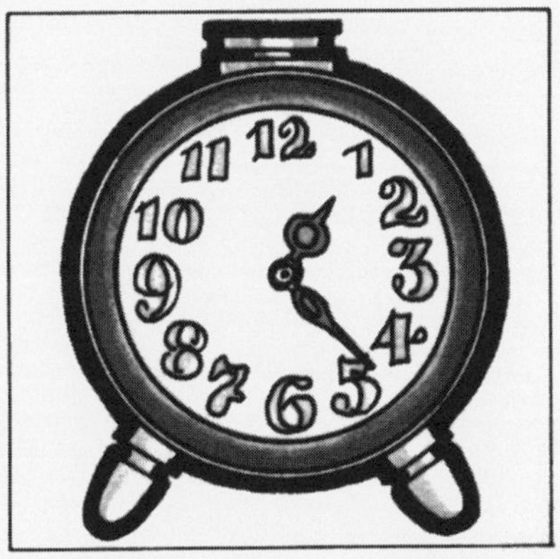

Test 4 Konzentration

Den Fehler finden

Eine wichtige Voraussetzung für die Schulreife ist gute Konzentrationsfähigkeit. Ihr Kind sollte mit Ausdauer eine gestellte Aufgabe zu Ende führen können, ohne sich von anderen optischen Reizen ablenken zu lassen. Diese Fähigkeit wird mit Test 4 geprüft. Außerdem lernt Ihr Kind dabei, eine horizontale Reihe (wie beim Lesen) zu beobachten und die einzelnen Formen genau zu unterscheiden.

Testanweisung für die Eltern

In jeder Reihe (sieben Figuren) soll die Figur angekreuzt werden, die im Vergleich zu den anderen nicht vollständig oder verändert ist. Vergleichen Sie dazu das Beispiel unten.

für Ihr Kind

»In dieser Reihe sind Bälle gemalt. Alle bis auf einen sind gleich. Welcher Ball ist anders? Zeige ihn, und kreuze ihn an.«
Sobald Ihr Kind das Prinzip der Aufgabe verstanden hat, können Sie mit dem Test auf der nächsten Seite beginnen. Sagen Sie: »Mach es hier genauso; kreuze an, was anders ist.«
Vergessen Sie nicht, auf die Uhr zu schauen!

Beispiel

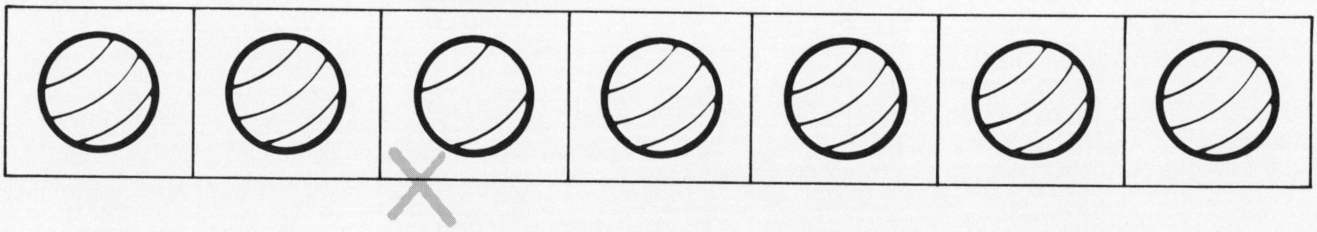

Zeitbegrenzung für 6;0 bis 7;5jährige Kinder: 16 Minuten
Zeitbegrenzung für 4;0 bis 6;0jährige Kinder: 18 Minuten

1

2

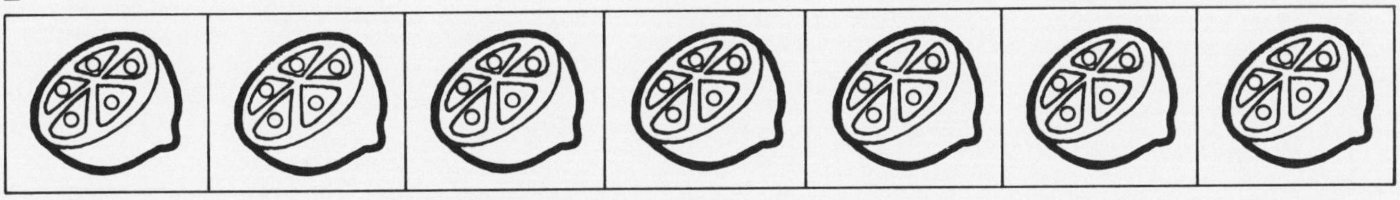

3

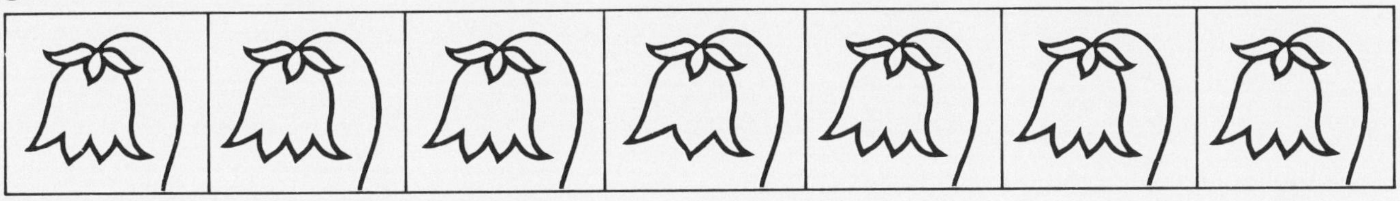

4

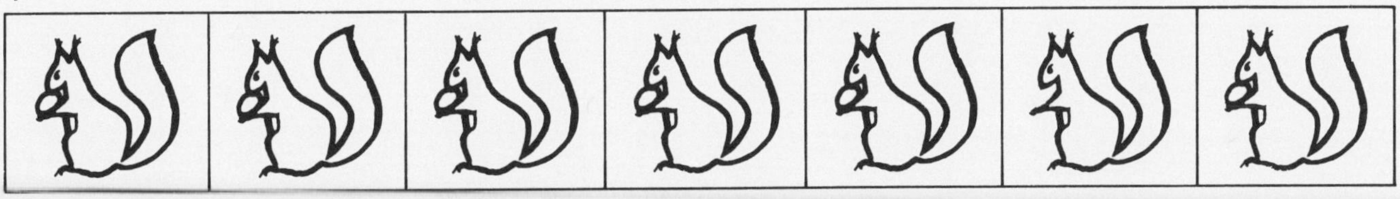

5

6

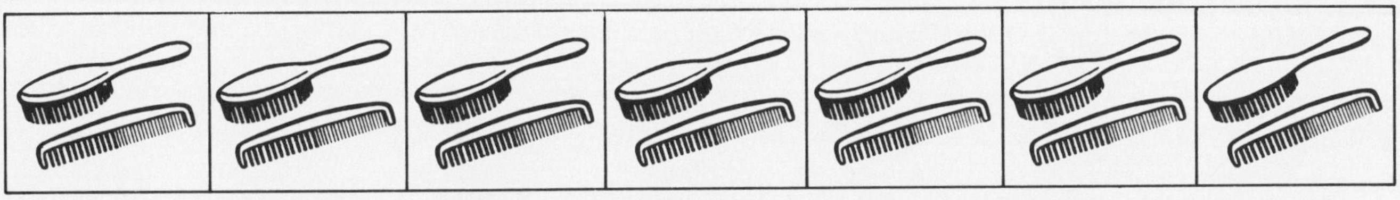

7

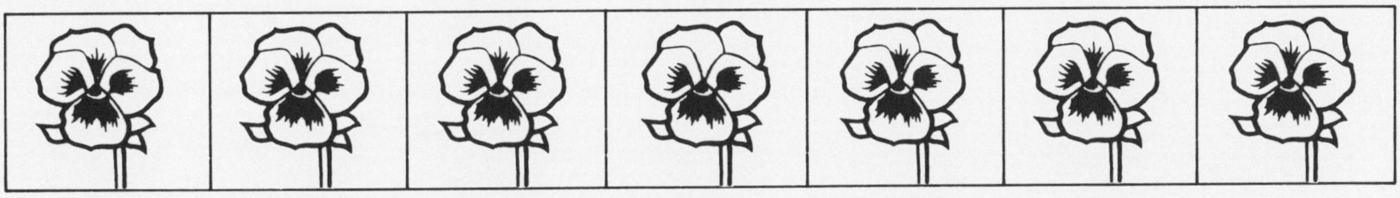

8

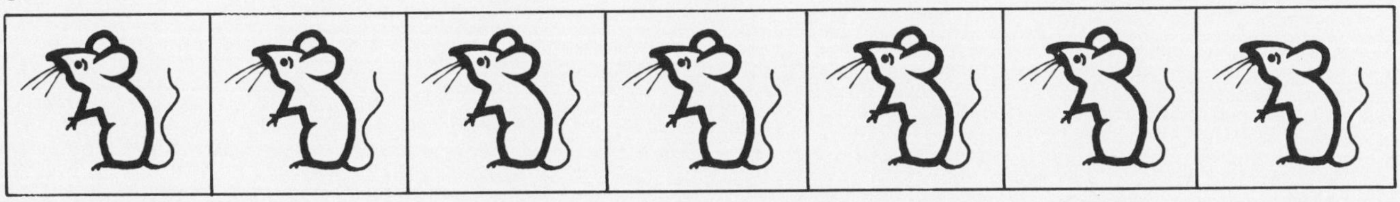

9

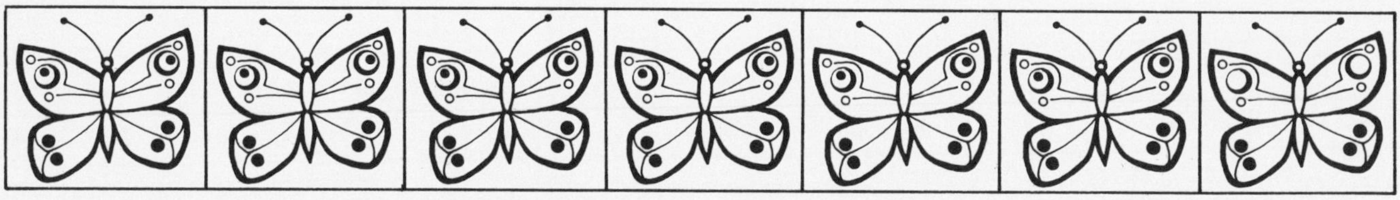

10

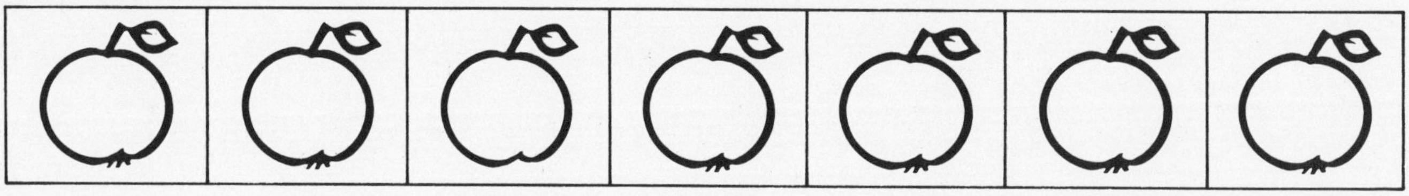

11

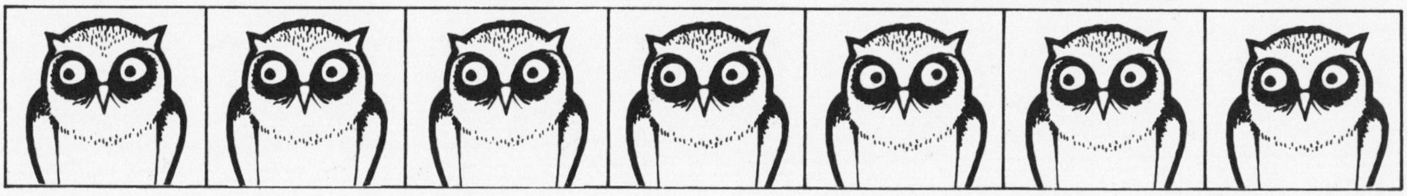

12

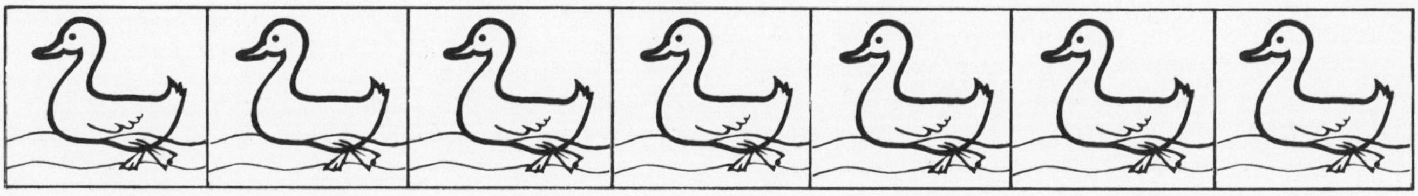

13

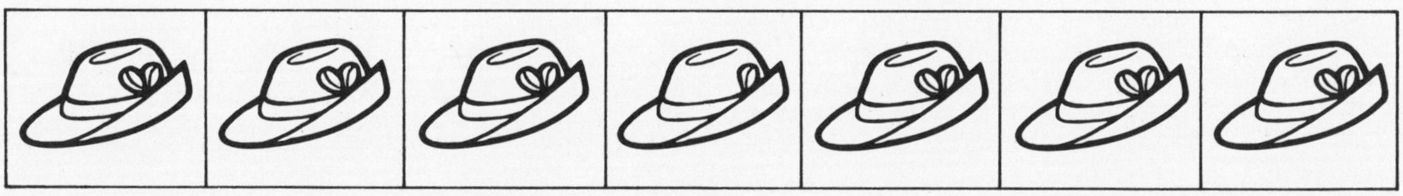

14

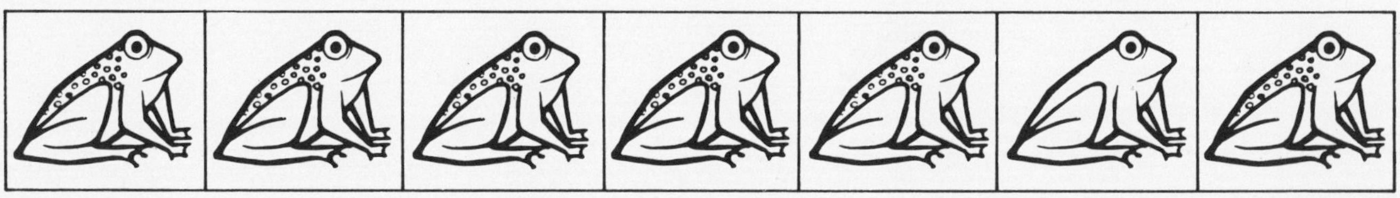

15

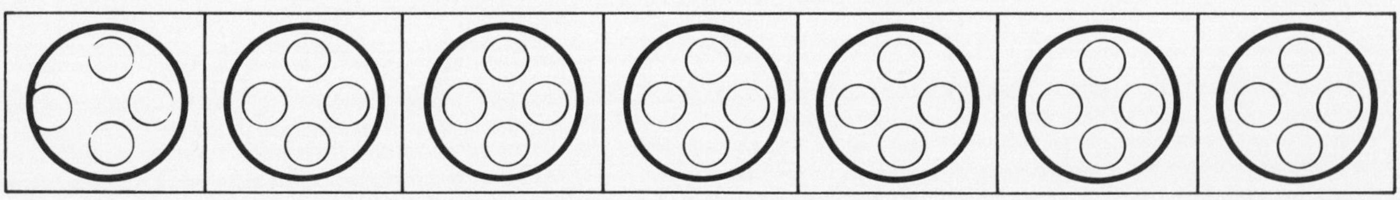

16

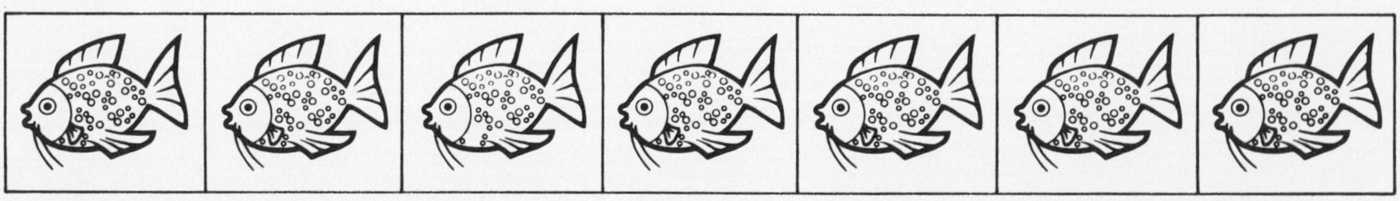

17

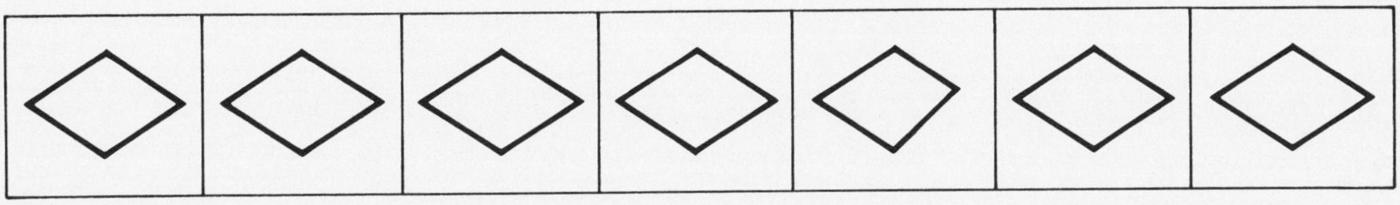

18

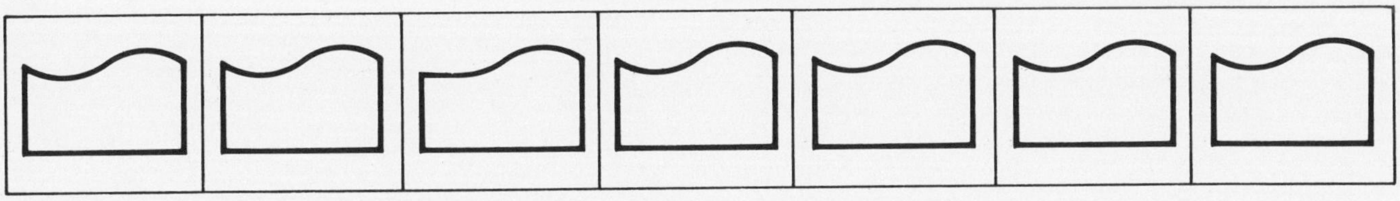

19

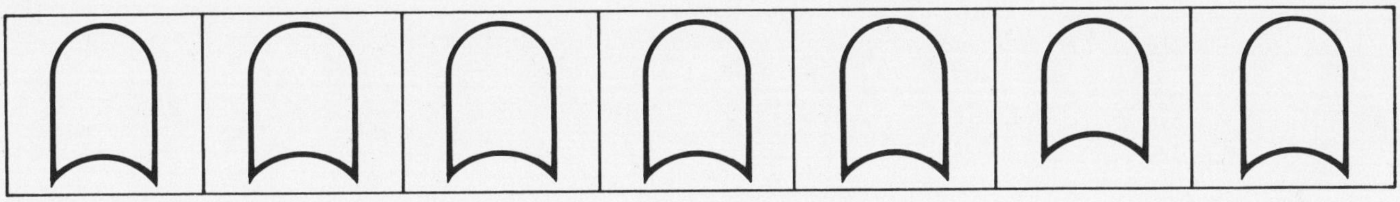

20

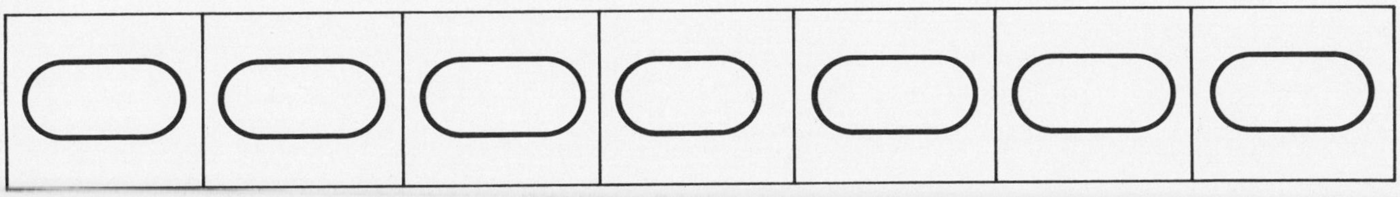

21

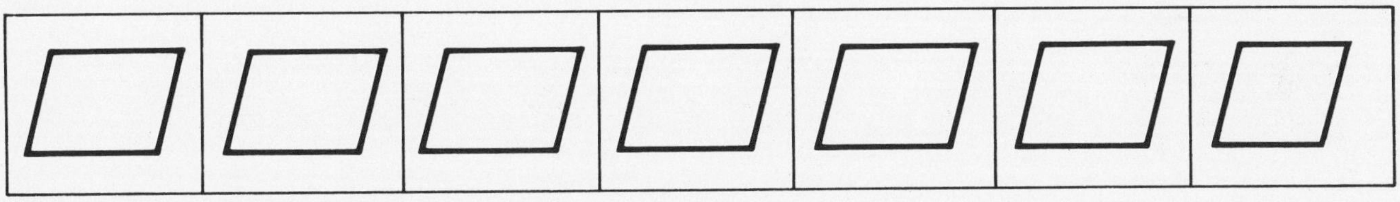

22

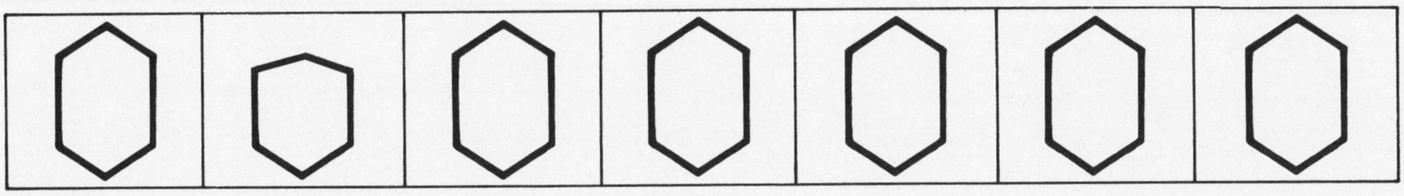

23

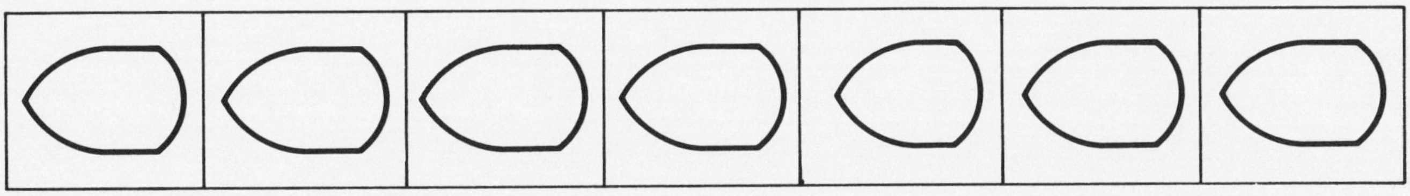

24

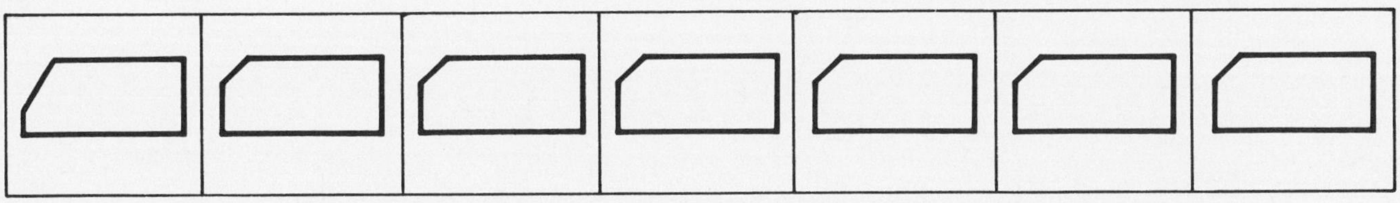

25

uu	uu	uu	uu	uu	uu	uu

26

m	m	m	m	n	m	m

27

lel	lel	lel	lel	lel	lel	lel

28

tut	tut	tut	tut	tut	tul	tut

29

Fee	Fee	Fee	Fee	Fee	Fee	Fee

30

Ho	Ho	Ho	Ho	Ho	Ho	Ho

31

12	12	12	12	12	12	12

32

34	34	34	34	34	34	34

Zum Vergleich hier die Lösung:

Aufgabe 1 = 3. Figur der Reihe; 2 = 5.; 3 = 4.; 4 = 6.; 5 = 2.; 6 = 7.; 7 = 4.; 8 = 7.; 9 = 7.; 10 = 3.; 11 = 5.; 12 = 2.; 13 = 4.; 14 = 6.; 15 = 1.; 16 = 3.; 17 = 5.; 18 = 3.; 19 = 6.; 20 = 4.; 21 = 7.; 22 = 2., 23 = 5.; 24 = 1.; 25 = 3.; 26 = 5.; 27 = 2.; 28 = 6.; 29 = 7.; 30 = 1.; 31 = 1.; 32 = 5.

Testauswertung

Zählen Sie für jede richtig angekreuzte Veränderung in der Reihe einen Punkt. Die Gesamtzahl der richtigen Kreuze ergibt die Punkte bei Test 4.
Punkte = ...
Suchen Sie in der Bewertungstabelle (unten) zuerst die Spalte mit der Altersgruppe Ihres Kindes heraus. In dieser Spalte stehen die Punkte untereinander. Gehen Sie die Reihe mit der erreichten Punktzahl nach rechts, dort finden Sie die Bewertung der Konzentration. Sie sagt Ihnen, wie gut Ihr Kind im Vergleich zu gleichaltrigen Kindern bei Test 4 abgeschnitten hat. Kreuzen Sie bitte das erzielte Ergebnis an.

Bewertungstabelle

	Altersgruppe in Jahren und Monaten							Bewertung der Konzentration	Testergebnis ankreuzen
	4;0–4;6	4;7–4;12	5;0–5;6	5;7–5;12	6;0–6;6	6;7–6;12	7;0–7;6		
Punkte	20–32	22–32	25–32	29–32	31–32	31–32	32	sehr gut	
	10–19	12–21	19–24	26–28	27–30	28–30	29–31	gut	
	5–9	6–11	14–18	19–25	19–26	21–27	23–28	überdurchschn.	
	3–4	4–5	6–13	12–18	13–18	15–20	17–22	unterdurchschn.	
	1–2	2–3	3–5	6–11	8–12	9–14	10–16	gering	
	0	0–1	0–2	0–5	0–7	0–8	0–9	sehr gering	

Test 3 Gedächtnis Teil 2

Was wurde behalten?

Hier ist die Fortsetzung des Gedächtnistests. Fragen Sie nun Ihr Kind, welche Bilder es wiedererkennt.
Diese Bilder soll es ankreuzen.

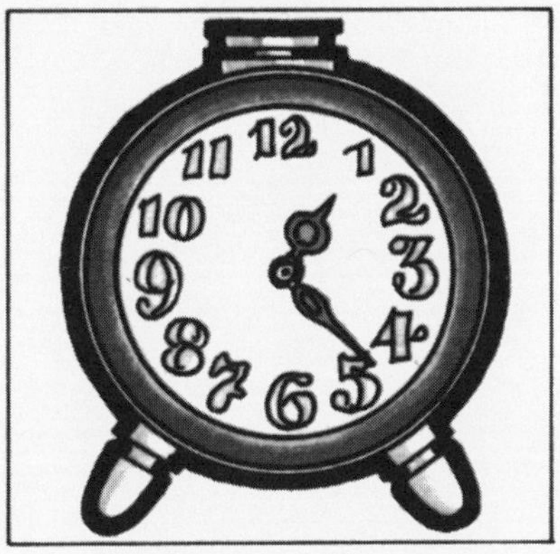
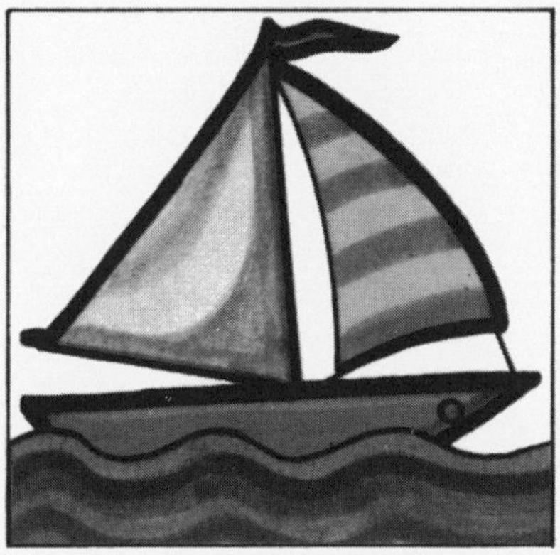
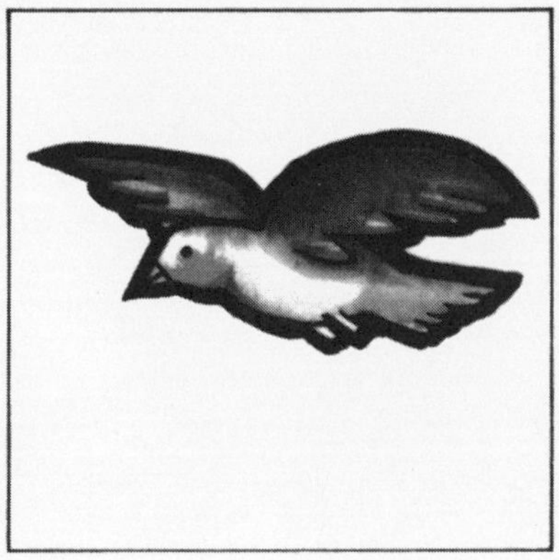
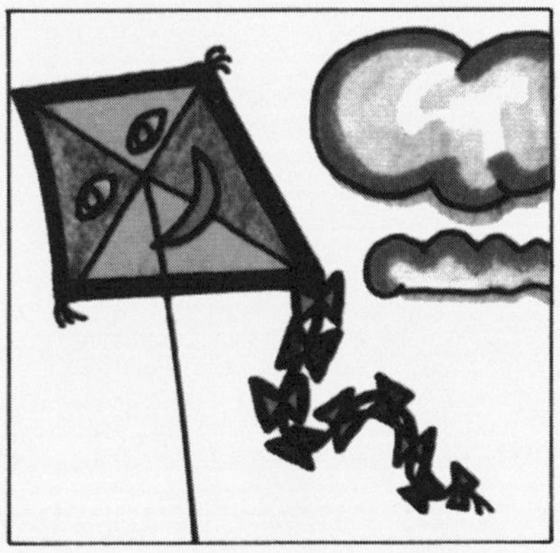
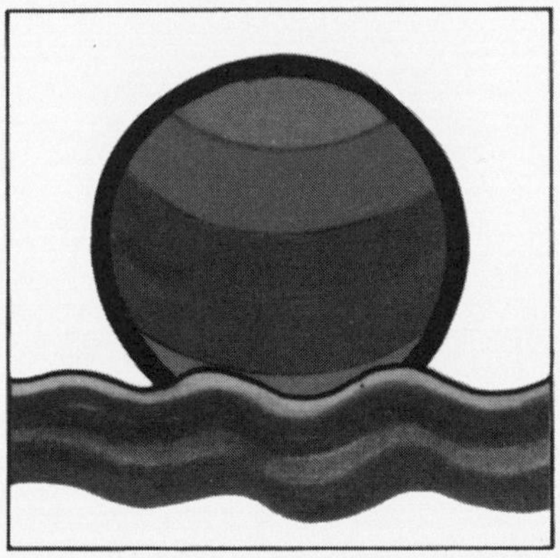
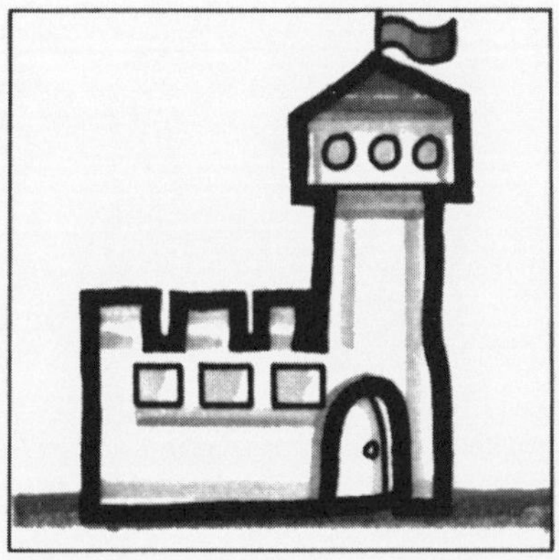
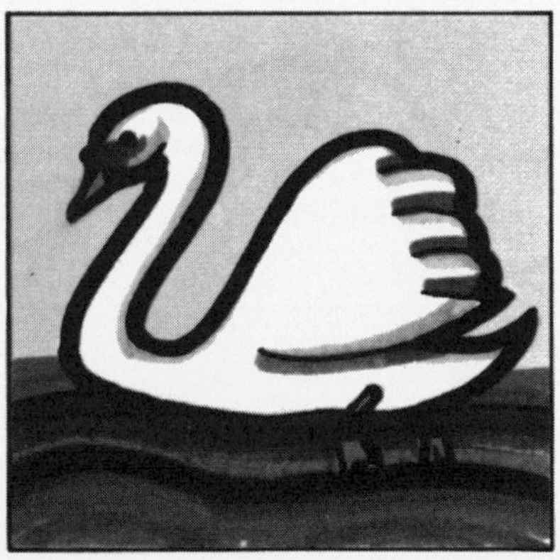
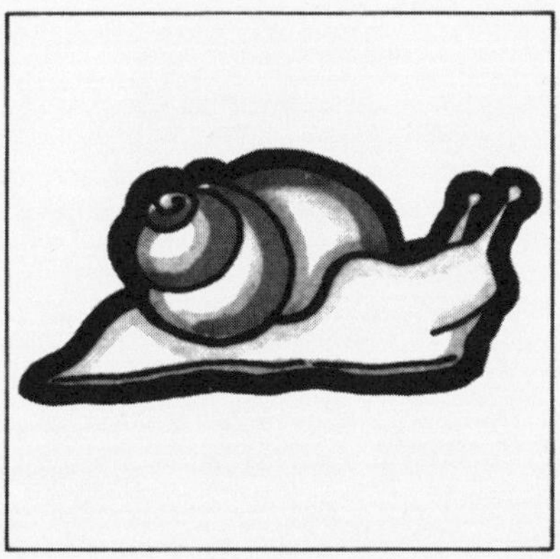
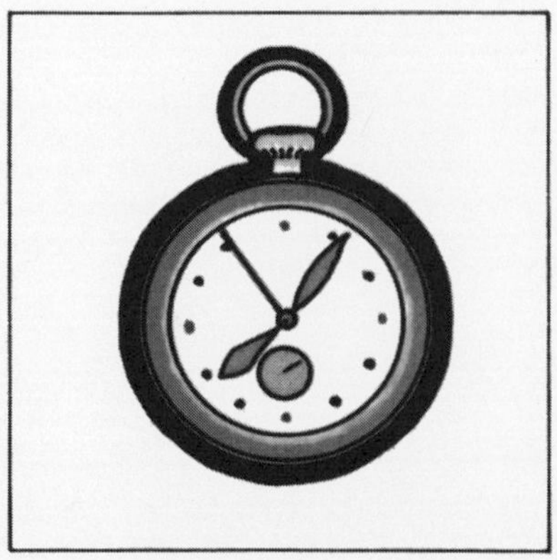

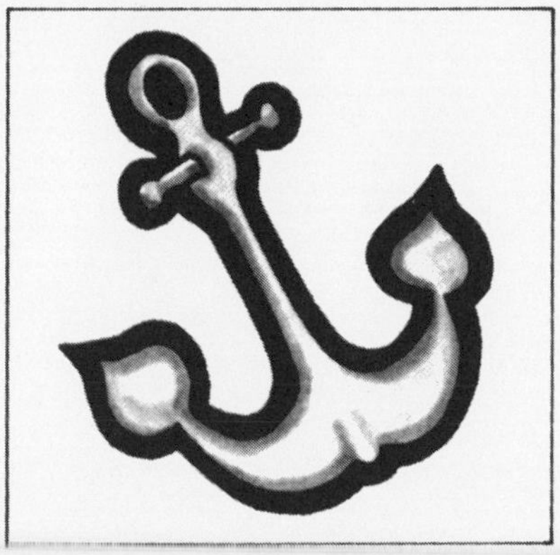
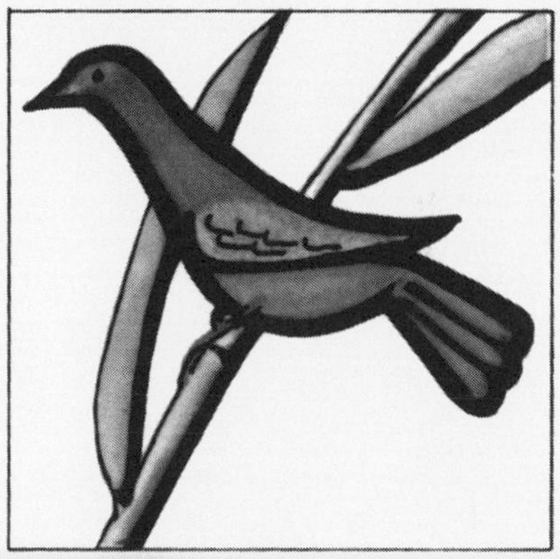
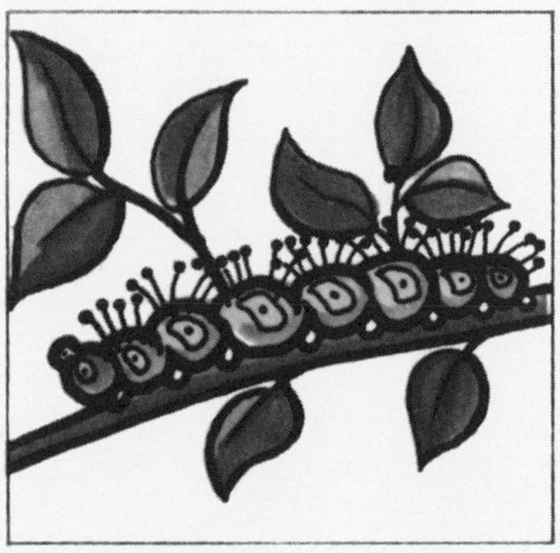
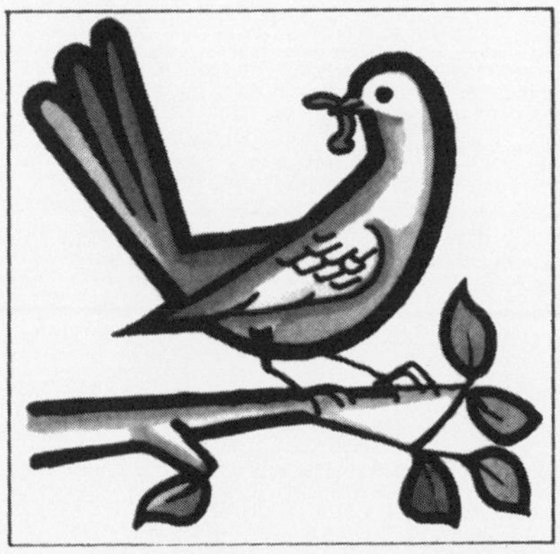
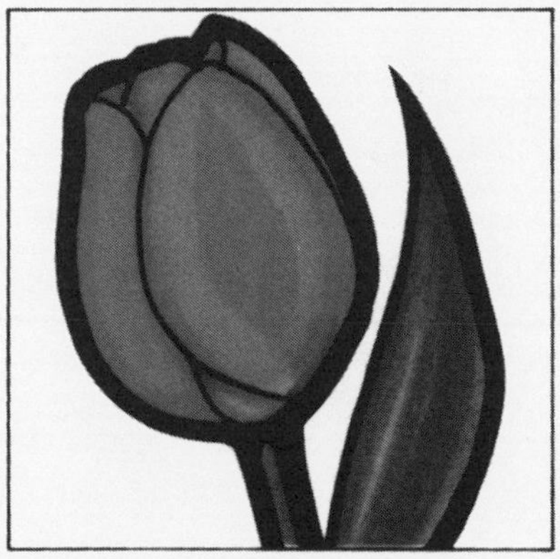
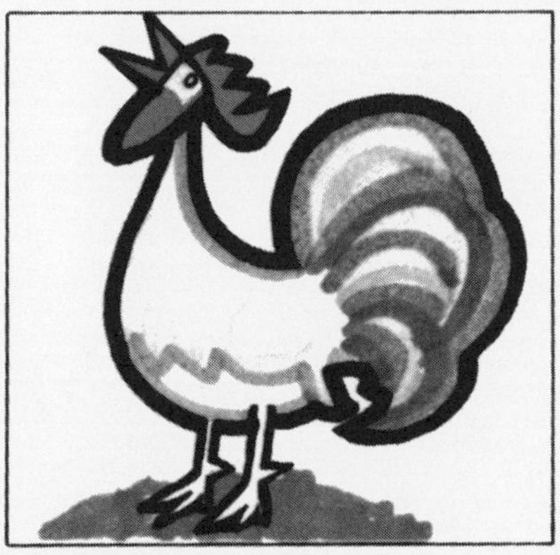
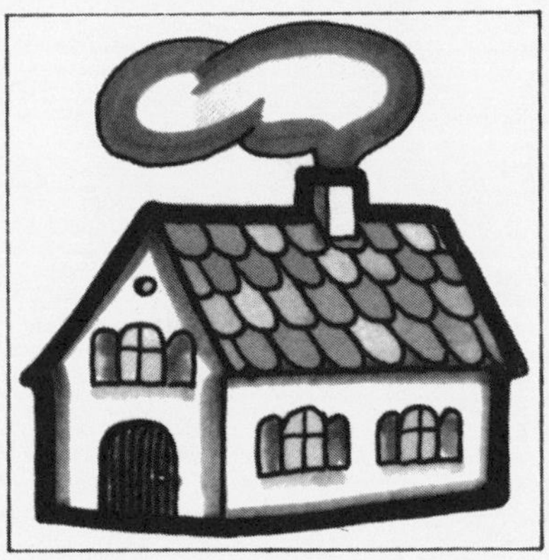
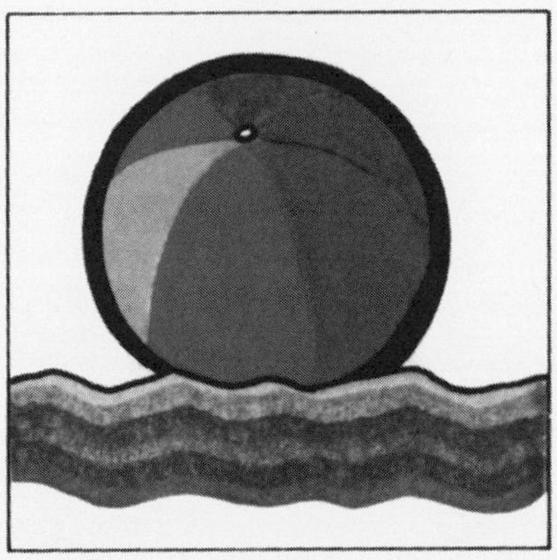

Lösung:

Vergleichen Sie die angekreuzten Bilder mit der Vorlage auf Seite 27.

Testauswertung

Für jedes richtig angekreuzte Bild erhält Ihr Kind zwei Pluspunkte.
Pluspunkte = ...
Zählen Sie dann für jedes falsch angekreuzte Bild einen Minuspunkt.
Minuspunkte = ...
Ziehen Sie von den Pluspunkten die Minuspunkte ab, damit Sie die Gesamtpunktzahl erhalten.
Gesamtpunktzahl = ...
Bitte beachten Sie, daß die Gesamtpunktzahl auch mit einem Minuszeichen versehen sein kann.
Suchen Sie in der Bewertungstabelle (unten) zuerst die Spalte mit der Altersgruppe Ihres Kindes heraus. In dieser Spalte stehen die Punkte untereinander. Gehen Sie die Reihe mit der erreichten Punktzahl nach rechts, dort finden Sie die Bewertung fürs Gedächtnis. Sie sagt Ihnen, wie gut Ihr Kind im Vergleich zu gleichaltrigen Kindern bei Test 3 abgeschnitten hat. Kreuzen Sie bitte das erzielte Ergebnis an.

Bewertungstabelle

	Altersgruppe in Jahren und Monaten							Bewertung des Gedächtnisses	Testergebnis ankreuzen
	4;0–4;6	4;7–4;12	5;0–5;6	5;7–5;12	6;0–6;6	6;7–6;12	7;0–7;6		
Punkte	15–18	16–18	17–18	18	18	18	18	sehr gut	
	11–14	13–15	16	16–17	16–17	17	17	gut	
	7–10	9–12	12–15	13–15	14–15	15–16	15–16	überdurchschn.	
	3–6	5–8	6–11	8–12	9–13	10–14	11–14	unterdurchschn.	
	1–2	2–4	2–5	4–7	5–8	6–9	6–10	gering	
	unter 1	unter 2	unter 2	unter 4	unter 5	unter 6	unter 6	sehr gering	

Test 5 Einfallsreichtum

Viele verschiedene Dinge zeichnen

Einfallsreich (kreativ, phantasievoll) sind nicht nur Werbeleute und besonders begabte Erwachsene. Phantasie haben vor allem Kinder.
Bei Test 5 sollen einfache Figuren als Phantasieanregungen dienen. Es soll möglichst viel daraus gezeichnet werden. Auf die Qualität der Zeichnungen kommt es dabei nicht an. Wichtig ist, daß Ihr Kind seiner Phantasie freien Lauf läßt. Je entspannter die Testsituation ist, um so besser ist es. Geben Sie die folgenden Zeichenaufgaben Ihrem Kind nur dann, wenn es ausgeruht und gut gelaunt ist, denn mit Zwang können Sie nichts erreichen.

Testanweisung für die Eltern

Auf den folgenden Seiten sind Formen gezeichnet. Die erste Zeichnung ist immer als Beispiel gedacht. Aus diesen Formen soll Ihr Kind viele verschiedene Gegenstände malen, die ihm einfallen. Wenn es die Beispielzeichnung abmalt, sollten Sie Ihr Kind auffordern: »Male jetzt etwas ganz anderes.«

für Ihr Kind

»Hier ist aus dem Kreis ein Gesicht mit Augen und Ohren gezeichnet. Male jetzt etwas anderes aus dem Kreis, hier und hier und hier« (dabei auf die Kreise zeigen).
Die Zeit wird bei diesem Test nicht gemessen, weil die Zeichengewandtheit bei der Auswertung keine Rolle spielen soll. Ihr Kind muß jedoch den ganzen Test (fünf Seiten) hintereinander machen, ohne daß eine längere zeitliche Unterbrechung entstehen darf.

1

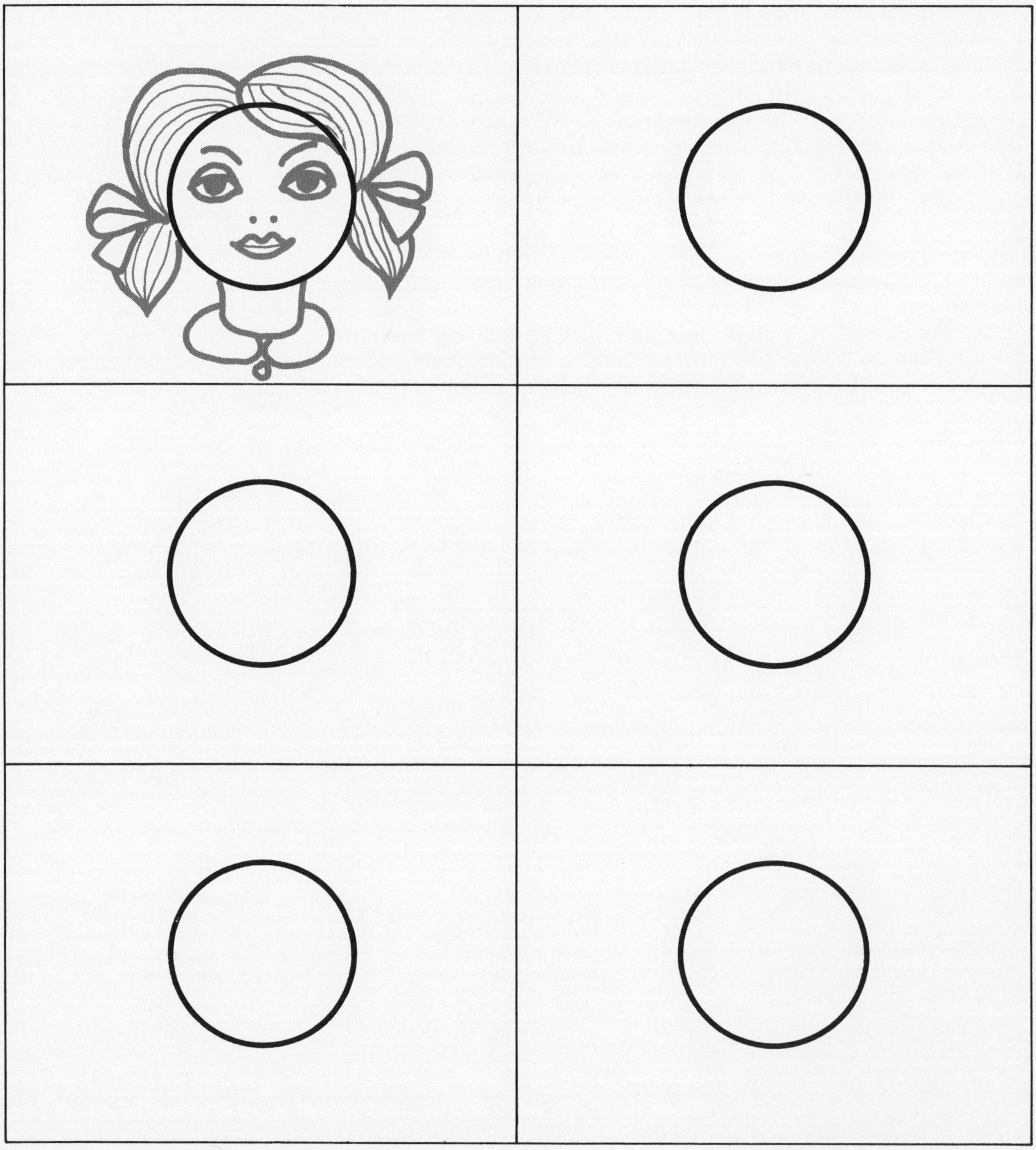

2

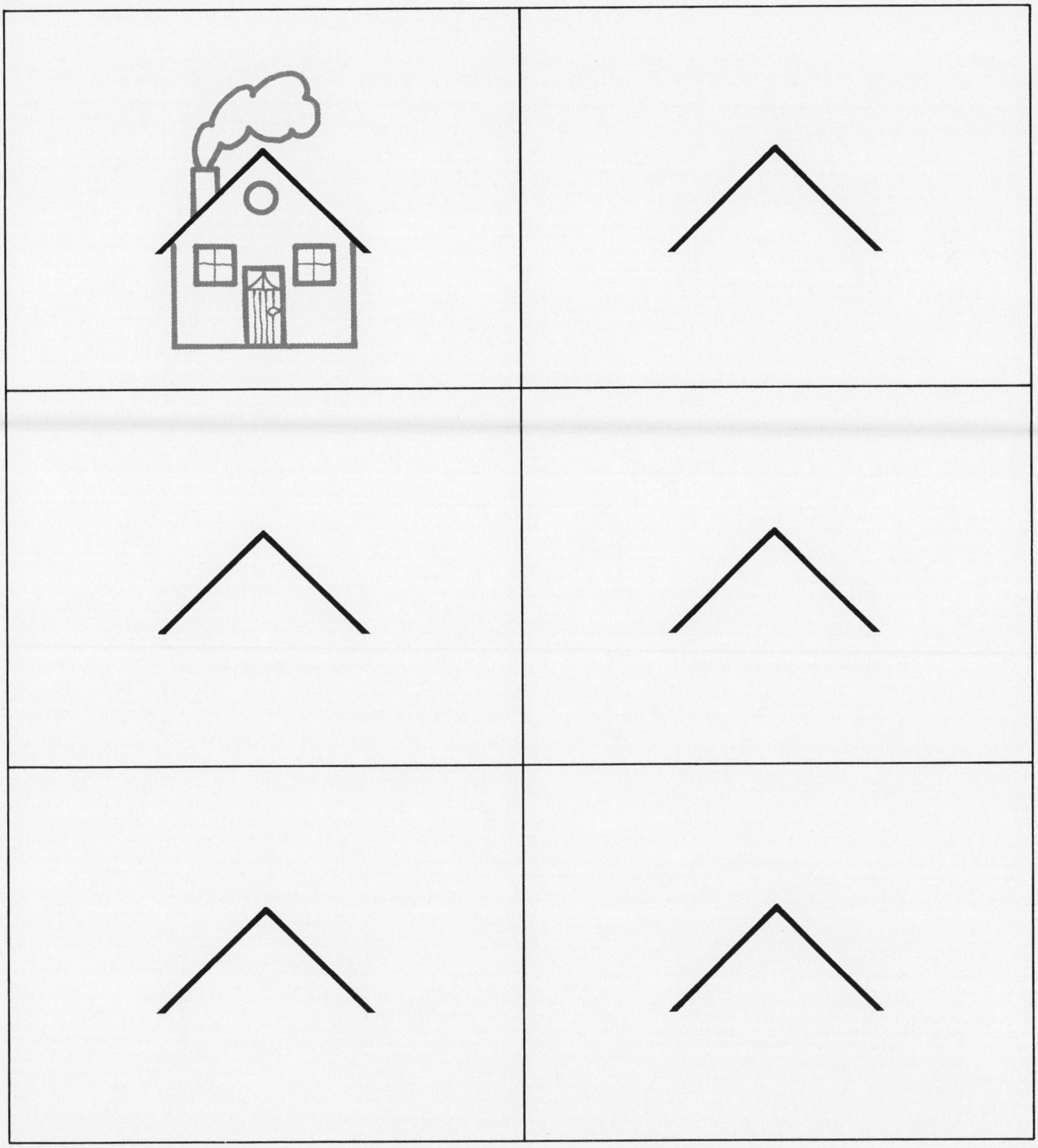

3

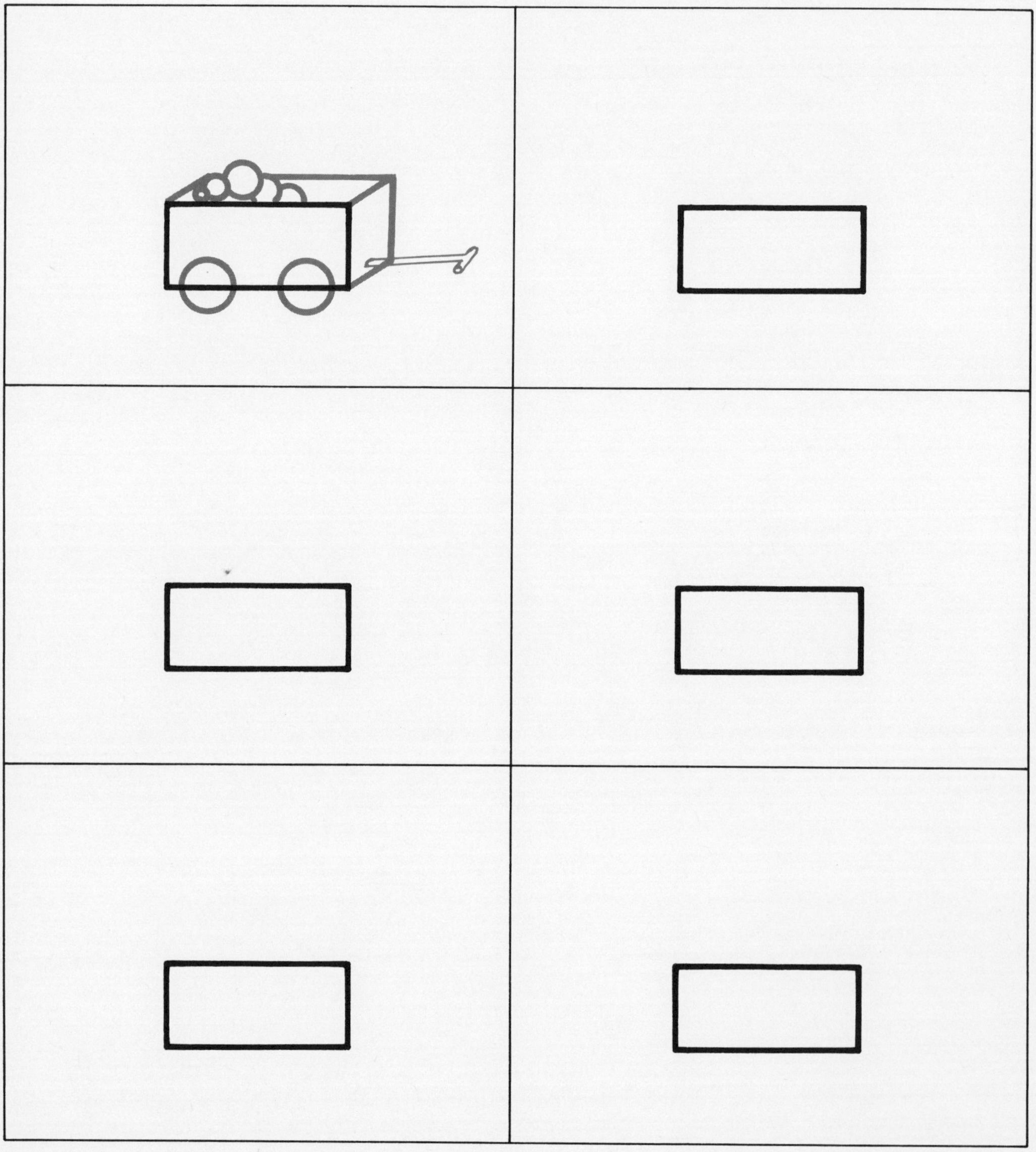

4

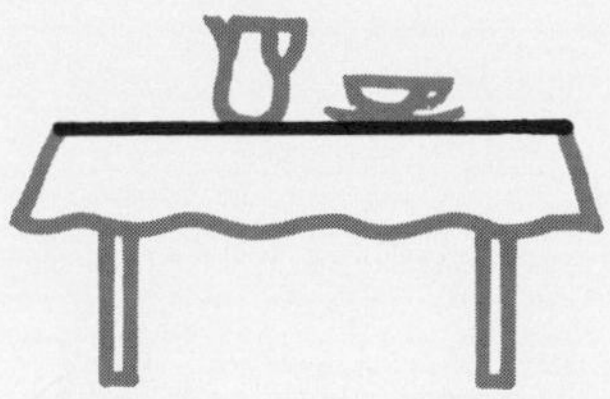

5

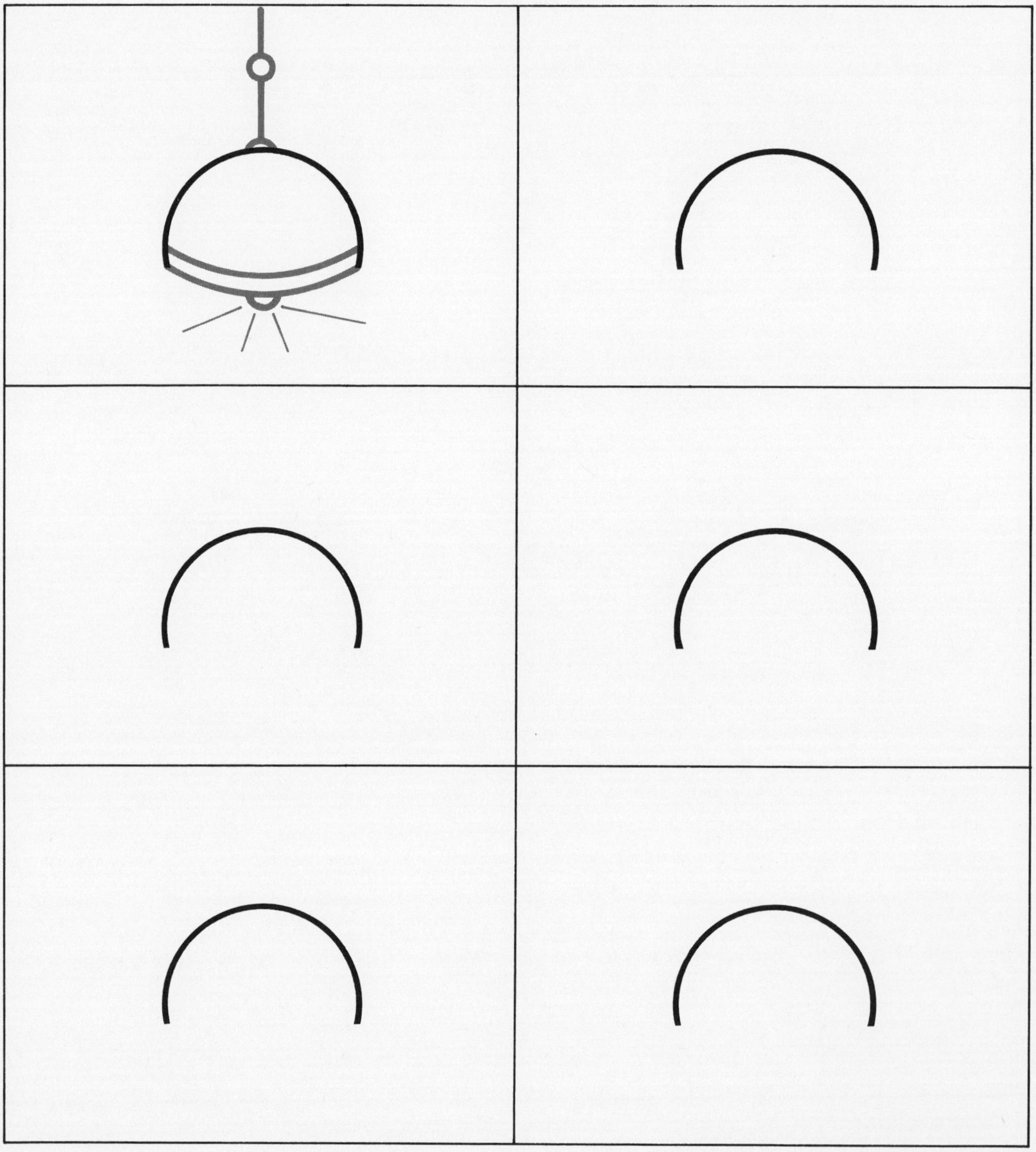

Testauswertung

Zählen Sie für jede gezeichnete Figur einen Punkt. Die Qualität der Zeichnungen spielt keine Rolle. Wenn die Beispielzeichnung einmal abgezeichnet wurde, dürfen Sie einen Punkt rechnen. Jedes weitere Bild mit der Beispielzeichnung bekommt keinen Punkt. Wenn Ihr Kind eine Zeichnung (z. B. einen Ball) mehrmals wiederholt, dürfen Sie nur die erste Zeichnung (den ersten Ball) mit einem Punkt bewerten, da bei diesem Test der Einfallsreichtum bewertet wird.

Punkte = ...

Suchen Sie in der Bewertungstabelle (unten) zuerst die Spalte mit der Altersgruppe Ihres Kindes heraus. In dieser Spalte stehen die Punkte untereinander. Gehen Sie die Reihe mit der erreichten Punktzahl nach rechts, dort finden Sie die Bewertung des Einfallsreichtums. Sie sagt Ihnen, wie gut Ihr Kind im Vergleich zu gleichaltrigen Kindern bei Test 5 abgeschnitten hat. Kreuzen Sie bitte das erzielte Ergebnis an.

Bewertungstabelle

	Altersgruppe in Jahren und Monaten							Bewertung des Einfallsreichtums	Testergebnis ankreuzen
	4;0–4;6	4;7–4;12	5;0–5;6	5;7–5;12	6;0–6;6	6;7–6;12	7;0–7;6		
Punkte	18–25	22–25	24–25	25	25	25	25	sehr gut	
	13–17	17–21	21–23	23–24	23–24	23–24	23–24	gut	
	5–12	12–16	14–20	18–22	18–22	19–22	20–22	überdurchschn.	
	3–4	5–11	7–13	10–17	11–17	13–18	15–19	unterdurchschn.	
	2	3–4	4–6	5–9	7–10	9–12	11–14	gering	
	0–1	0–2	0–3	0–4	0–6	0–8	0–10	sehr gering	

Test 6 Größenverständnis

Verschiedene Größen vergleichen und heraussuchen

Bei diesem Test werden die elementaren Voraussetzungen für den Rechenunterricht geprüft. Ihr Kind sollte zwischen groß, klein, dick, dünn, kurz, lang und gleich groß unterscheiden können. Glauben Sie nicht, daß das für Ihr Kind einfach ist. Fehler dürfen Sie deshalb nicht tragisch nehmen. Lassen Sie sich Ihr Erstaunen nicht anmerken, wenn Ihr Kind bei diesen Aufgaben Schwierigkeiten hat.

Testanweisung für die Eltern

Auf den folgenden Seiten sind Reihen mit Gegenständen und Figuren abgebildet. Zeigen Sie Ihrem Kind jeweils eine Reihe, und stellen Sie ihm die Frage, die darüber steht. Bei der ersten Reihe fragen Sie also: »Wo ist der größte Pilz?« Ihr Kind soll dann den größten Pilz mit einem Bleistift ankreuzen.
Zeitbegrenzung für 6;0 bis 7;6jährige Kinder: 10 Minuten
Zeitbegrenzung für 4;0 bis 6;0jährige Kinder: 12 Minuten

1 Wo ist der größte Pilz?

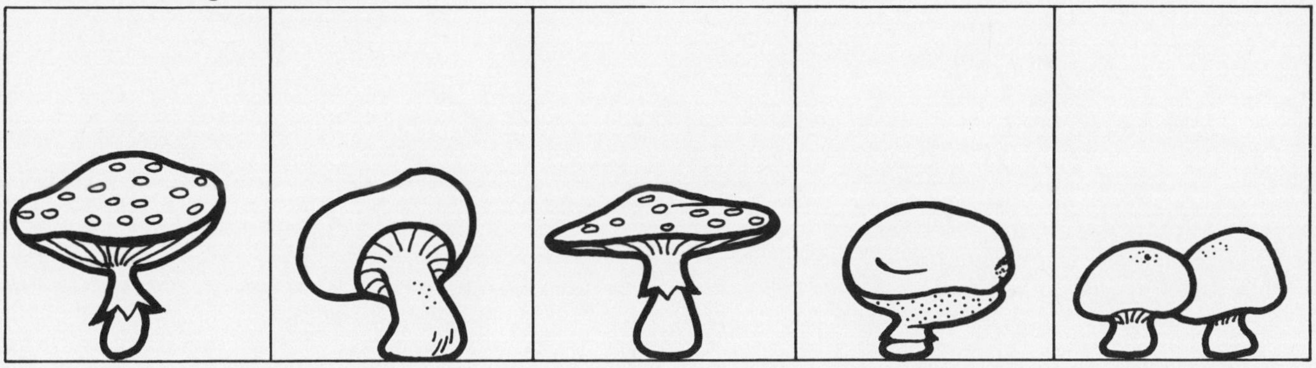

2 Wo ist die größte Blume?

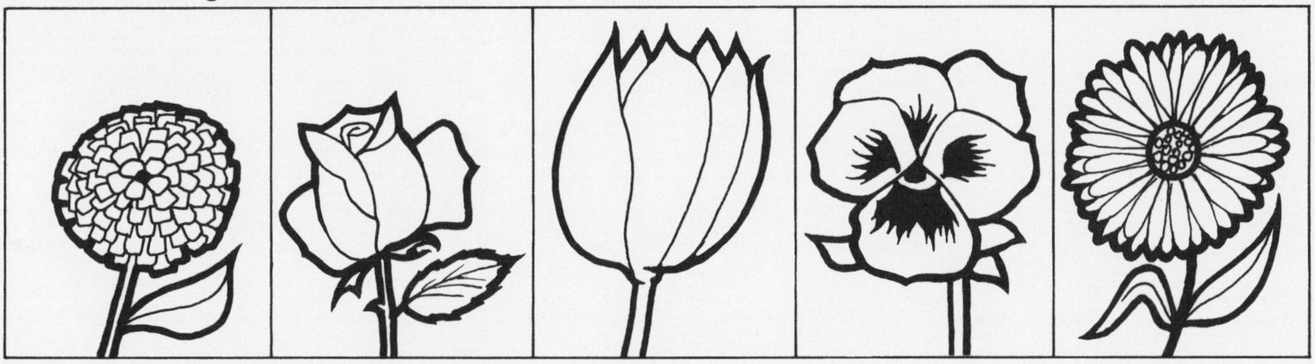

3 Wo ist der größte Fisch?

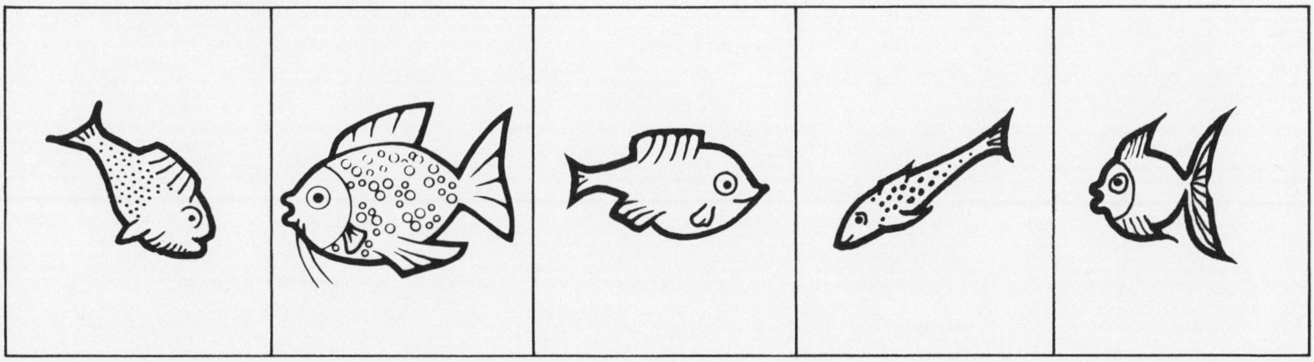

4 Wo ist das Größte?

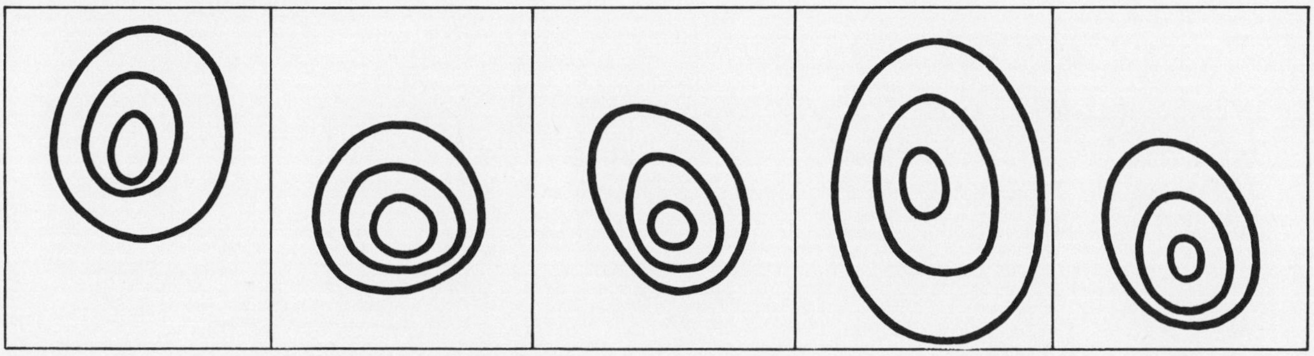

5 Wo ist die kleinste Frucht?

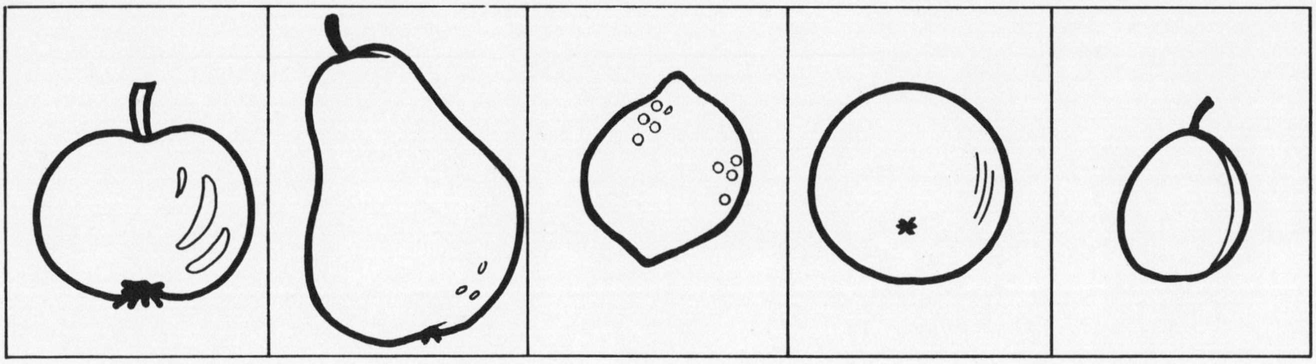

6 Wo ist das kleinste Blatt?

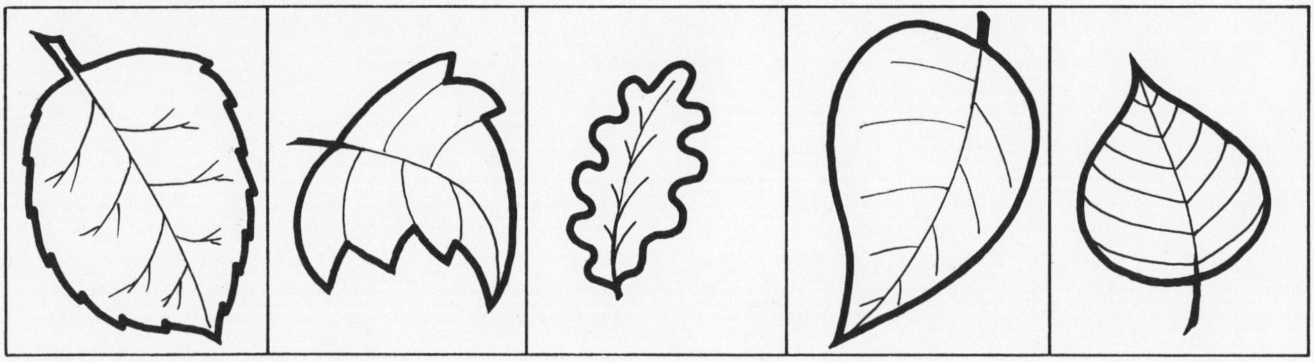

7 Wo ist das kleinste Ei?

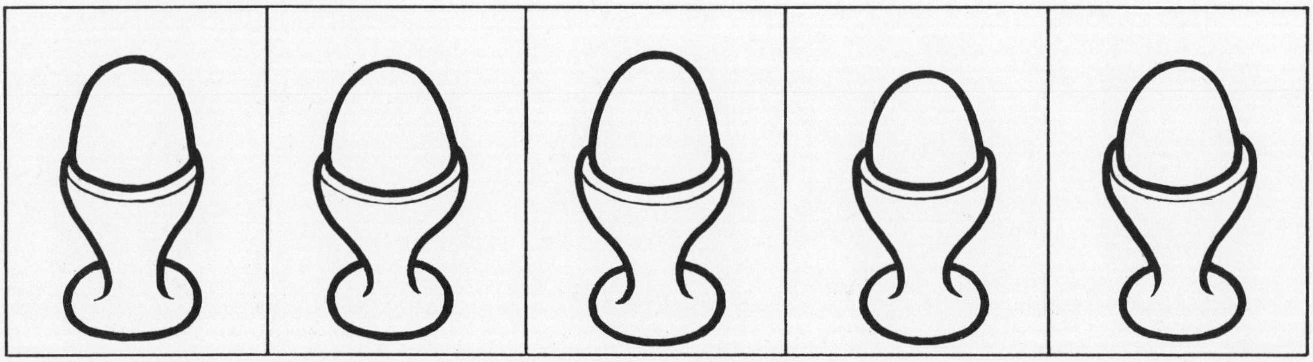

8 Wo ist das Kleinste?

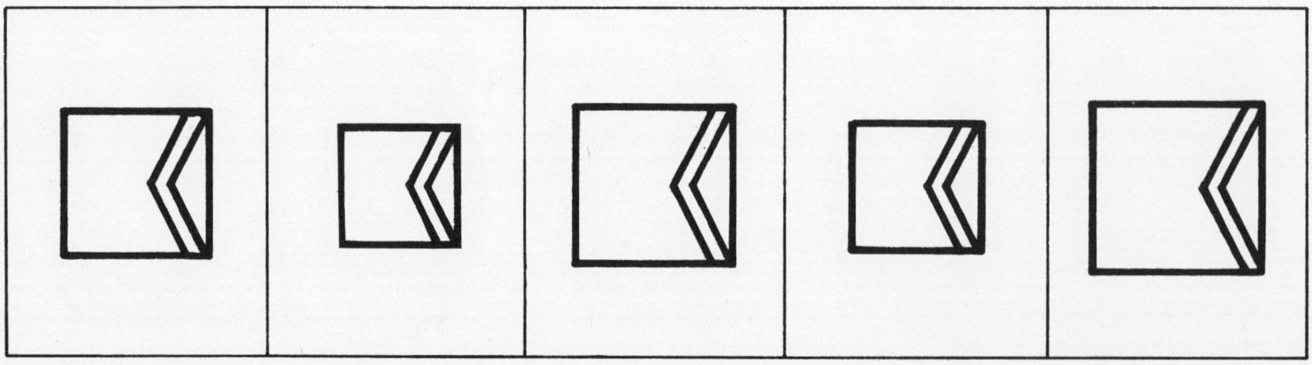

9 Wo ist der dickste Baumstamm?

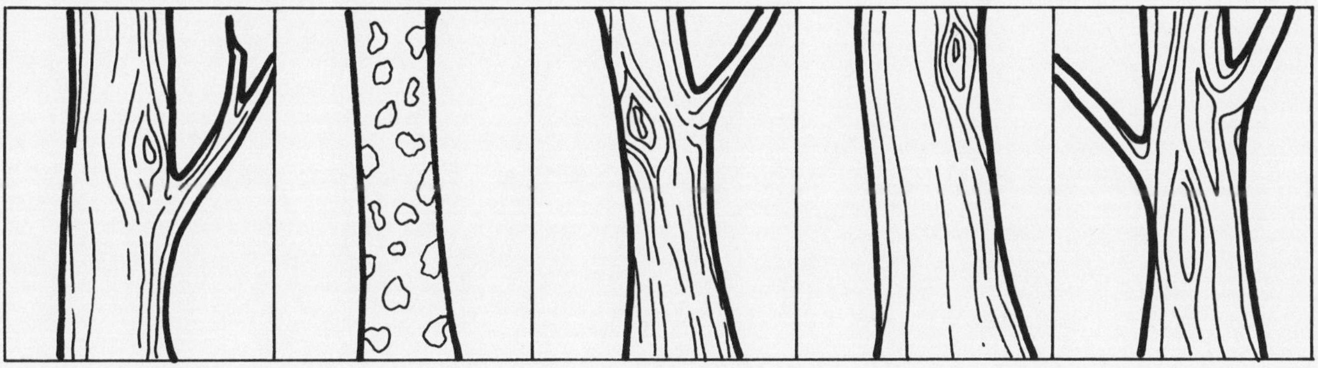

10 Wo ist die dickste Kartoffel?

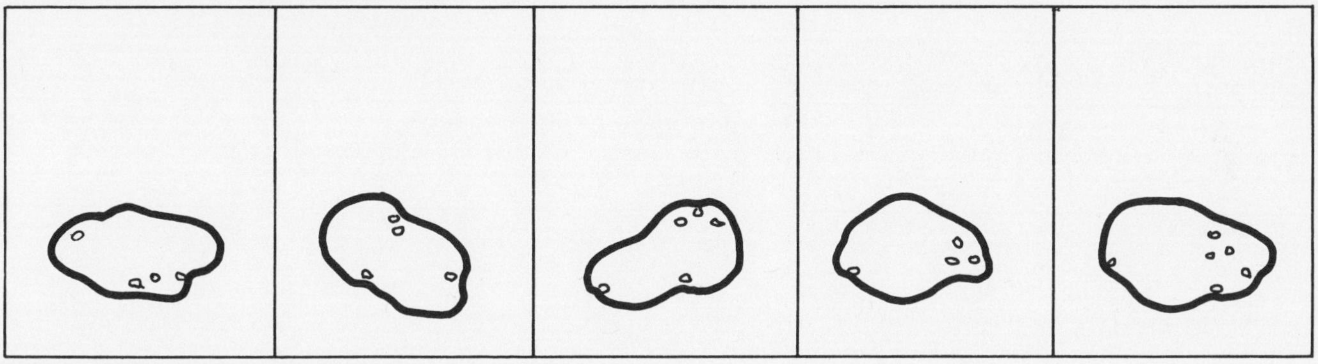

11 Wo ist das dickste Buch?

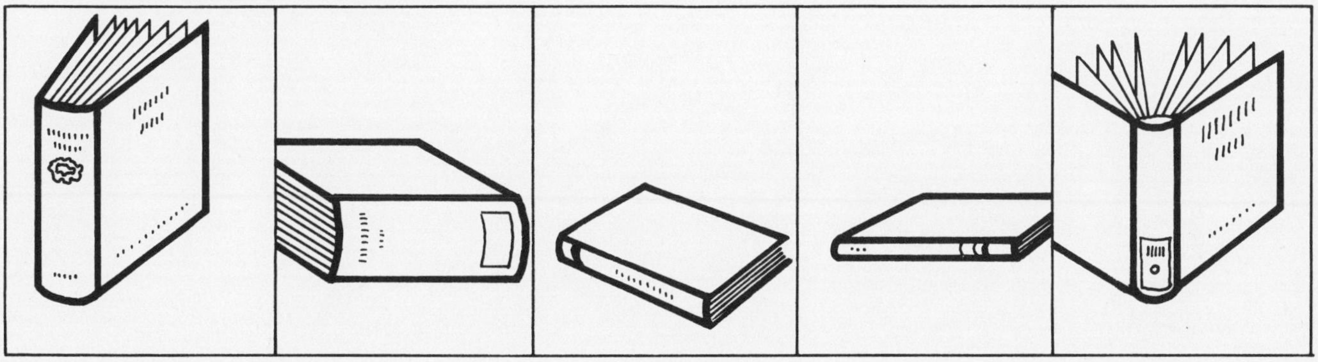

12 Wo ist das Dickste?

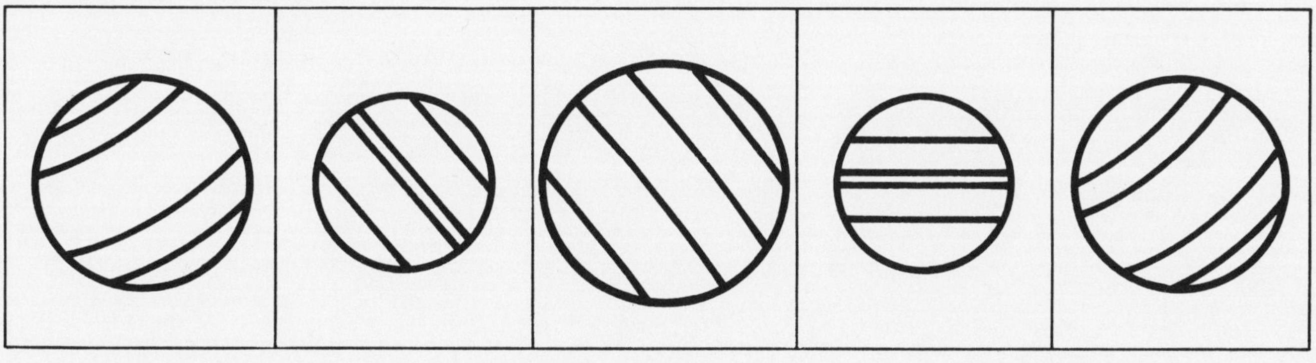

13 Wo ist der dünnste Ast?

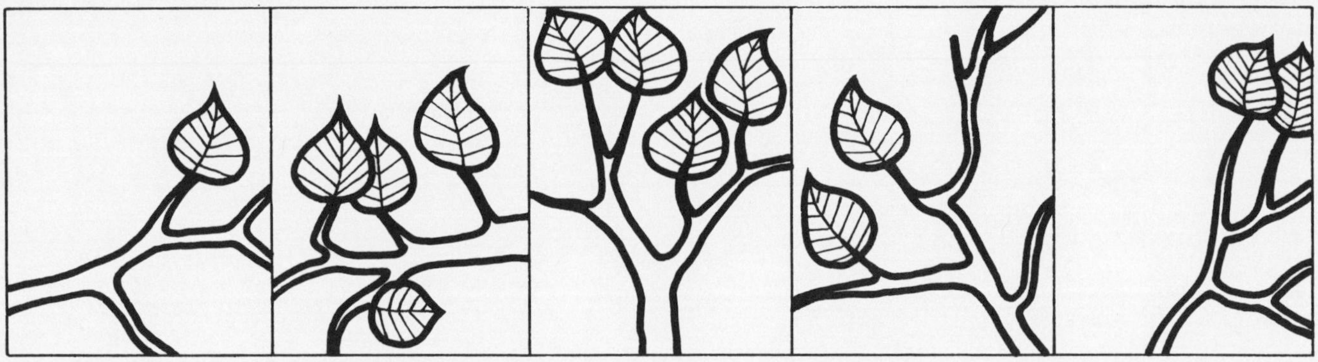

14 Wo ist der dünnste Mond?

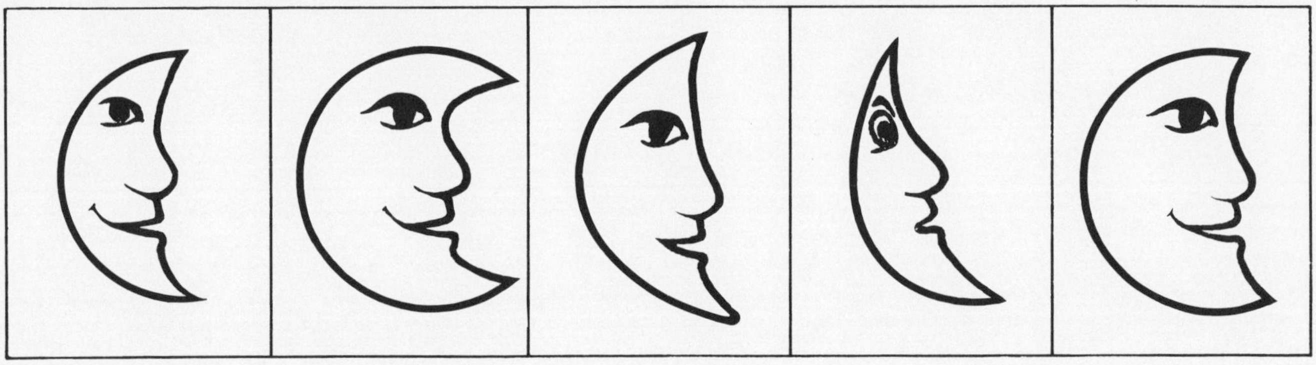

15 Wo ist das dünnste Schwein?

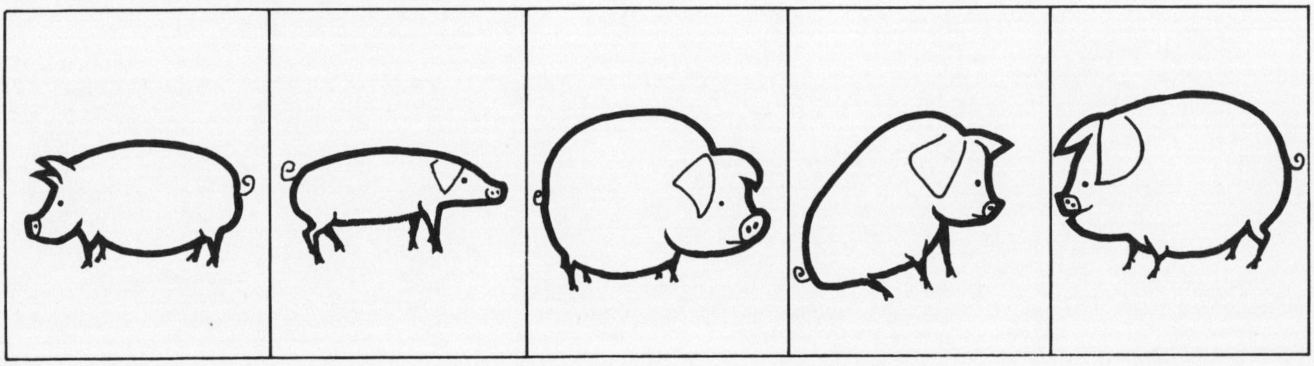

16 Wo ist der dünnste Strich?

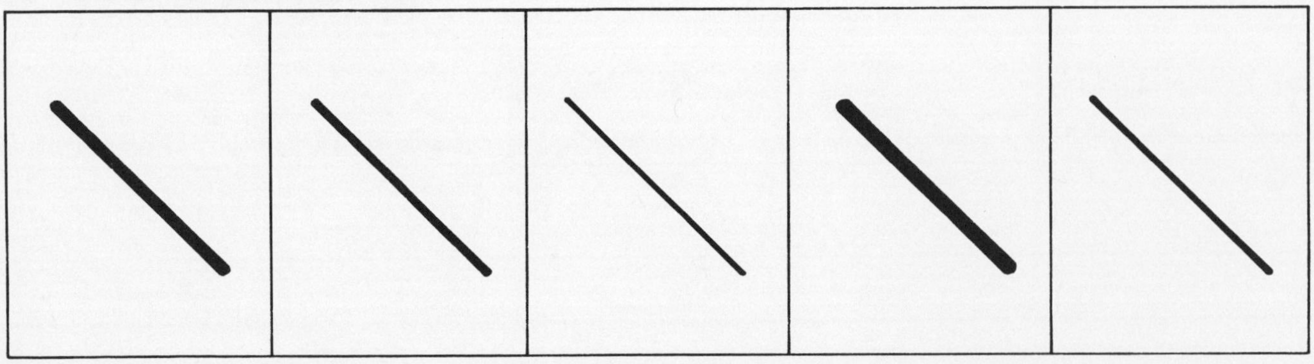

17 Wo ist die längste Kerze?

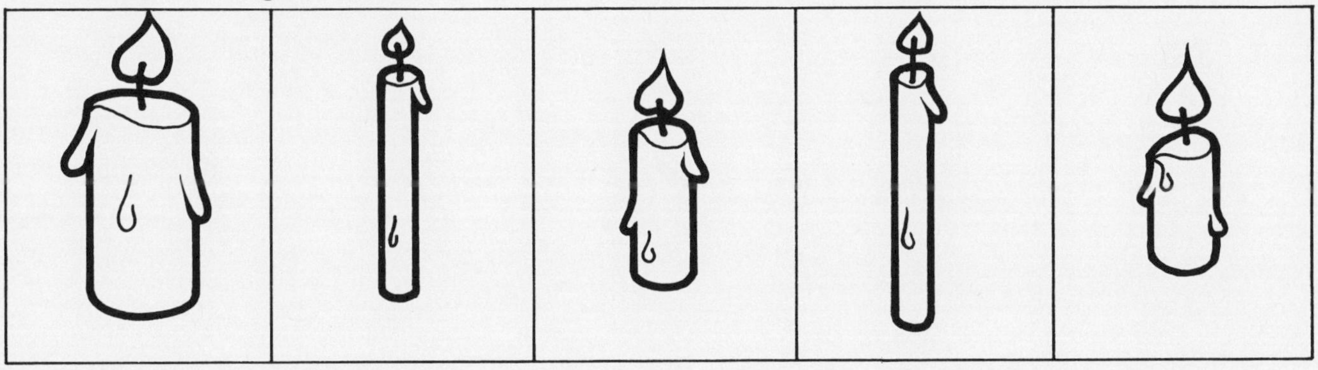

18 Wo ist der längste Pinsel?

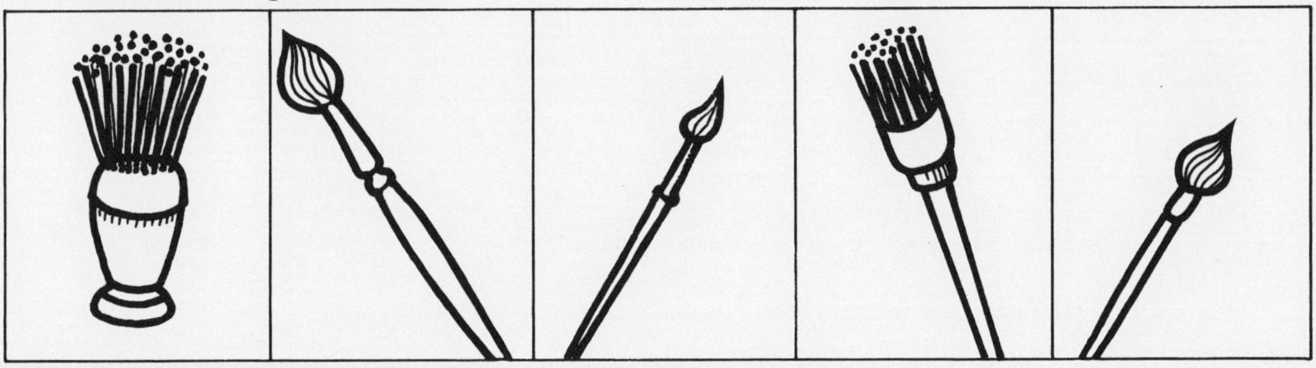

19 Wo ist die längste Schlange?

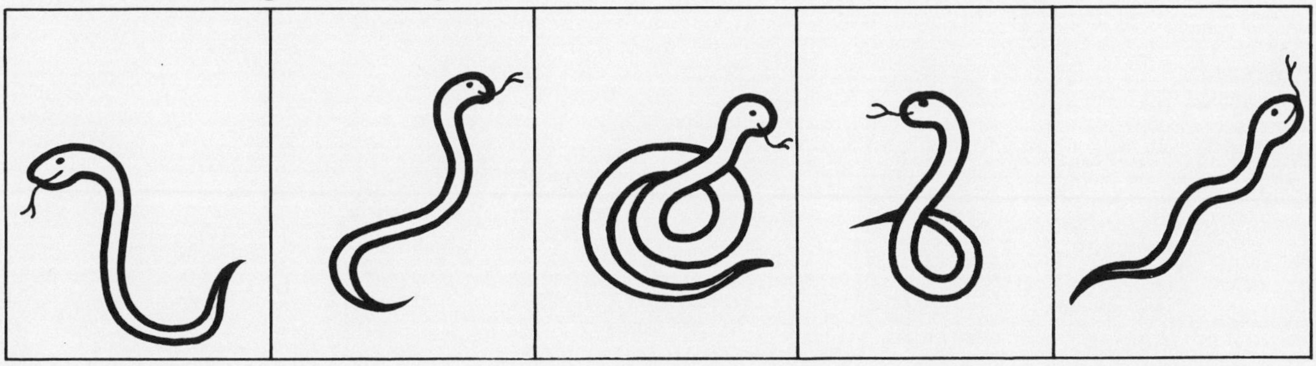

20 Wo ist das Längste?

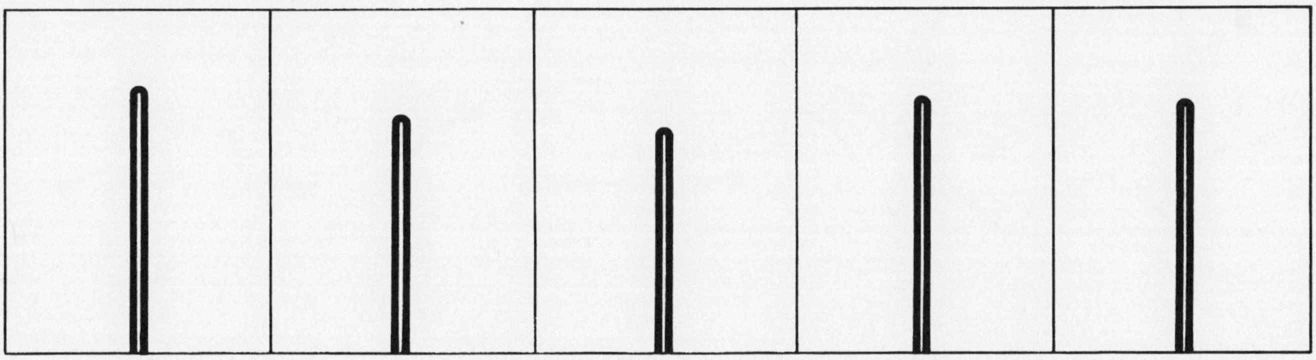

21 Wo ist der kürzeste Nagel?

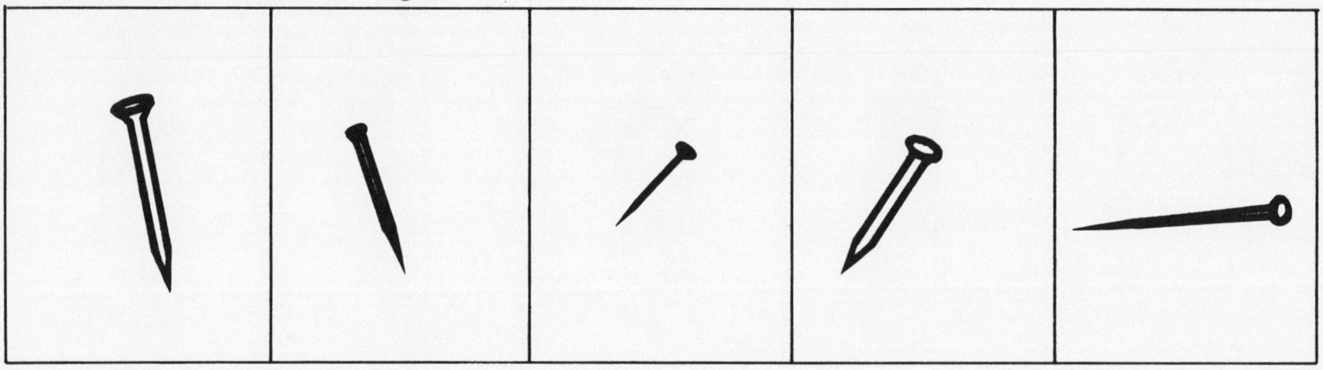

22 Wo ist der kürzeste Faden?

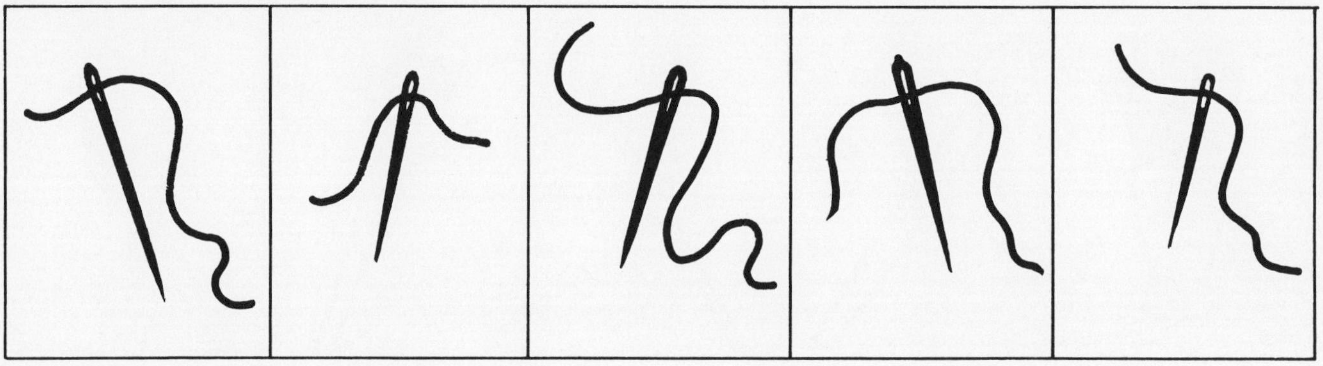

23 Wo ist der kürzeste Schal?

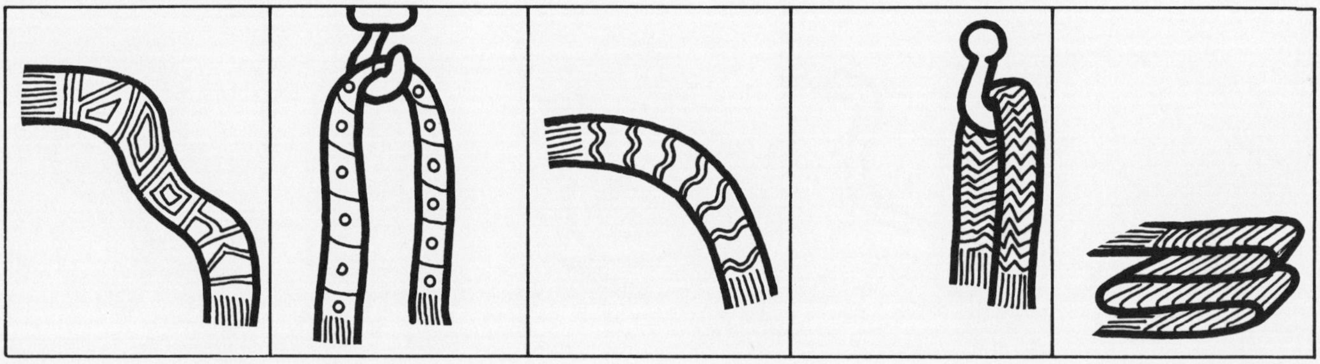

24 Wo ist der kürzeste Strich?

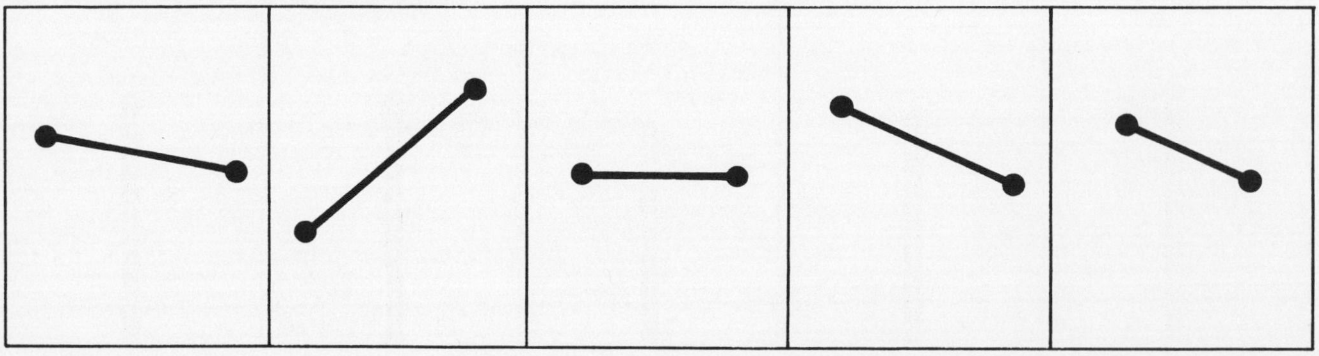

25 Was ist gleich groß?

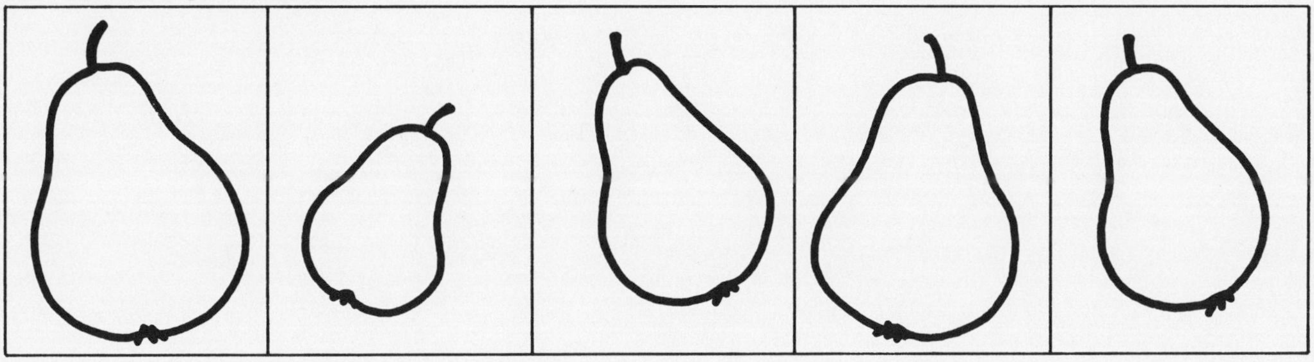

26 Was ist gleich groß?

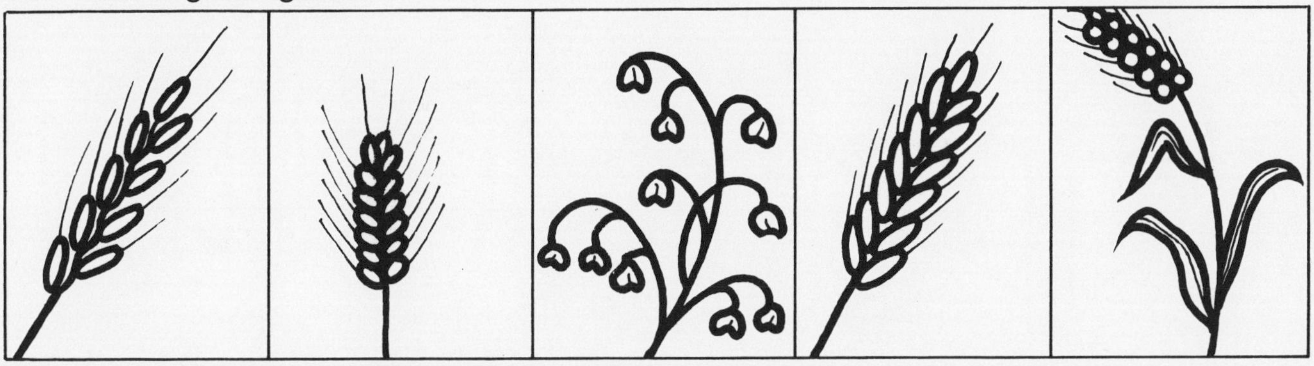

27 Was ist gleich groß?

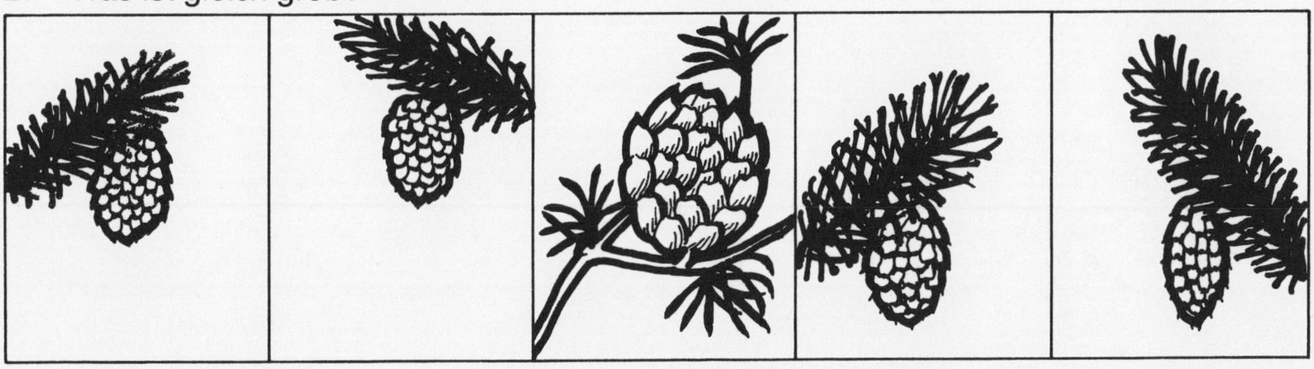

28 Was ist gleich groß?

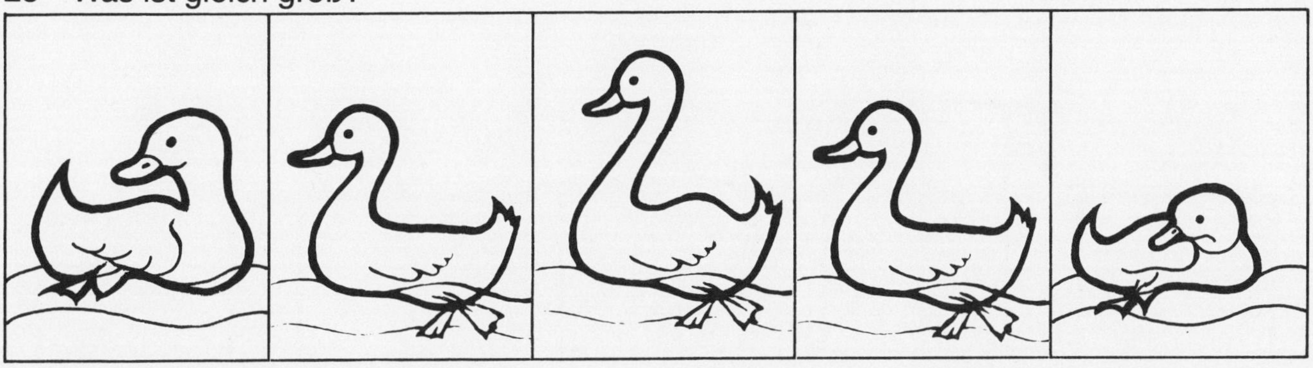

29 Was ist gleich groß?

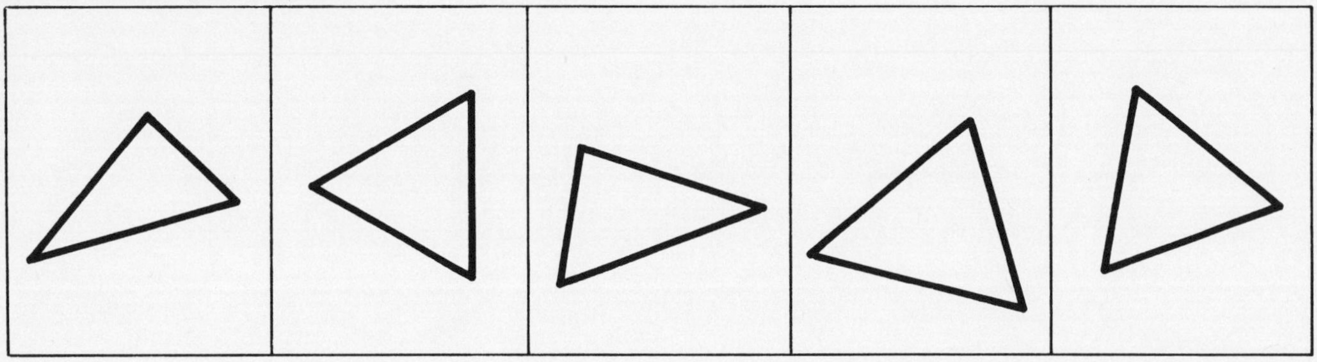

30 Was ist gleich groß?

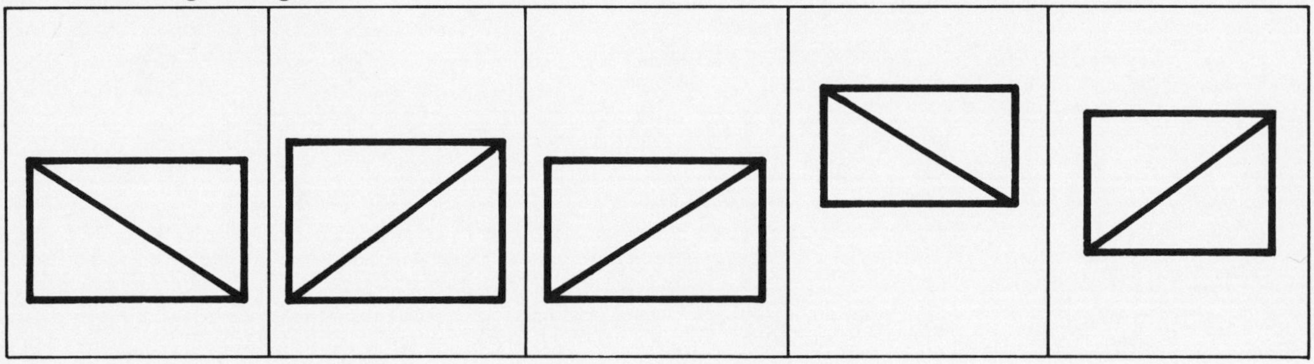

31 Was ist gleich groß?

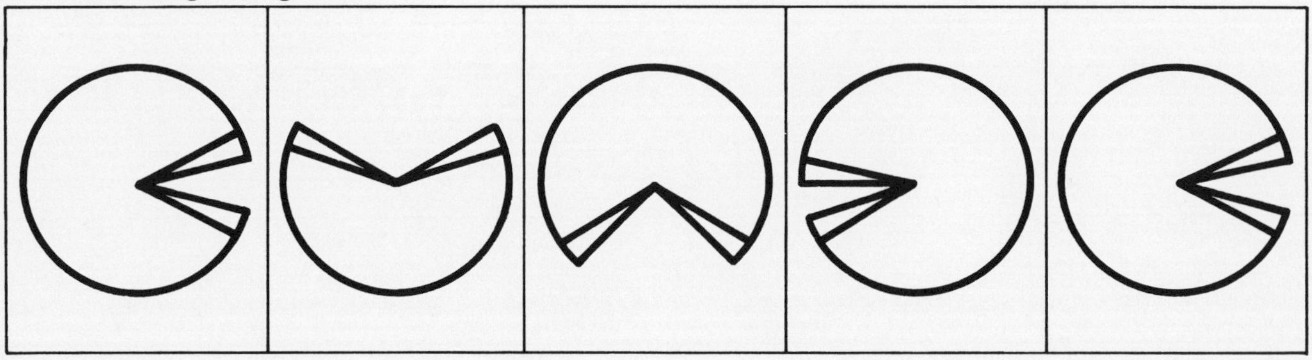

32 Was ist gleich groß?

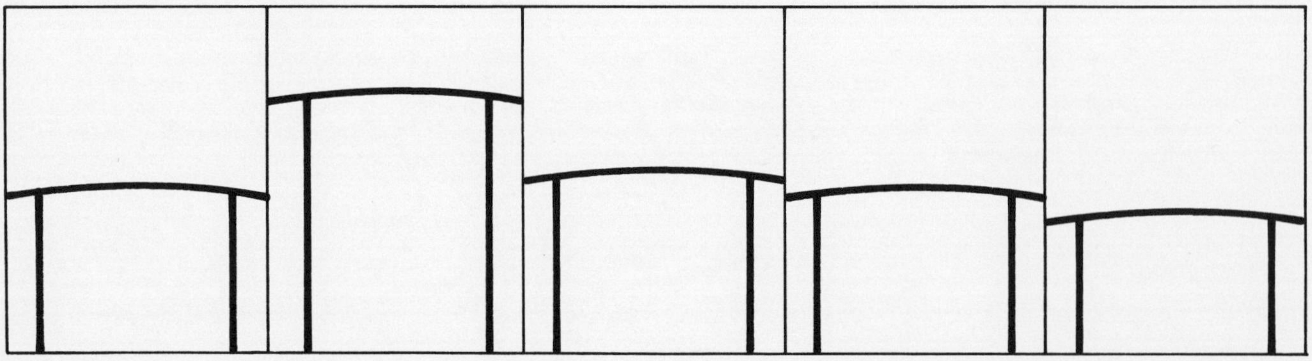

Zum Vergleich hier die Lösung:

Aufgabe 1 = 1. Bild der Reihe; 2 = 3.; 3 = 2.; 4 = 4.; 5 = 5.; 6 = 3.; 7 = 4.; 8 = 2.; 9 = 4.; 10 = 5.; 11 = 2.; 12 = 3.; 13 = 5.; 14 = 4.; 15 = 2.; 16 = 3.; 17 = 4.; 18 = 2.; 19 = 3.; 20 = 1.; 21 = 3.; 22 = 2.; 23 = 3.; 24 = 5.; 25 = 3 und 5; 26 = 1 und 4; 27 = 1 und 2; 28 = 2 und 4; 29 = 2 und 5; 30 = 1 und 3; 31 = 1 und 5; 32 = 1 und 4.

Testauswertung

Zählen Sie für jede richtig angekreuzte Aufgabe einen Punkt. Die Gesamtzahl der richtig angekreuzten Aufgaben ergibt die Punkte bei Test 6.
Punkte = ...
Suchen Sie in der Bewertungstabelle (unten) zuerst die Spalte mit der Altersgruppe Ihres Kindes heraus. In dieser Spalte stehen die Punkte untereinander. Gehen Sie die Reihe mit der erreichten Punktzahl nach rechts, dort finden Sie die Bewertung fürs Größenverständnis. Sie sagt Ihnen, wie gut Ihr Kind im Vergleich zu gleichaltrigen Kindern bei Test 6 abgeschnitten hat. Kreuzen Sie bitte das erzielte Ergebnis an.

Bewertungstabelle

	Altersgruppe in Jahren und Monaten							Bewertung des Größenverständnisses	Testergebnis ankreuzen
	4;0–4;6	4;7–4;12	5;0–5;6	5;7–5;12	6;0–6;6	6;7–6;12	7;0–7;6		
Punkte	23–32	24–32	29–32	29–32	31–32	31–32	32	sehr gut	
	18–22	22–23	26–28	27–28	28–30	29–30	30–31	gut	
	12–17	15–21	21–25	23–26	24–27	26–28	27–29	überdurchschn.	
	7–11	9–14	16–20	18–22	19–23	19–25	21–26	unterdurchschn.	
	4–6	5–8	7–15	8–17	10–18	11–18	13–20	gering	
	0–3	0–4	0–6	0–7	0–9	0–10	0–12	sehr gering	

Test 7 Mengenverständnis Teil 1

Mengen erkennen

Damit Ihr Kind für den künftigen Rechenunterricht vorbereitet ist, sollte es kleinere und größere Mengen vergleichen und unterscheiden können. Test 7 prüft das Mengenverständnis in zwei Testteilen:

Teil 1: Unterscheidung zwischen »viel«, »wenig« und »gleich« bei gegenständlichen und abstrakten Mengenbildern.

Teil 2: Eine bestimmte Menge herausfinden und einkreisen.

Testanweisung für Teil 1 für die Eltern

Die folgenden Aufgaben bestehen aus zwei oder fünf Bildern. Lesen Sie bitte zu jeder Aufgabe die entsprechende Frage vor. Ihr Kind soll das richtige Bild ankreuzen. Schauen Sie bitte wieder auf die Uhr. Die folgende Zeitbegrenzung gilt für Teil 1 und Teil 2.

Zeitbegrenzung für 6;0 bis 7;6jährige Kinder: 13 Minuten

Zeitbegrenzung für 4;0 bis 6;0jährige Kinder: 15 Minuten

1 Wo sind mehr Mohrrüben?

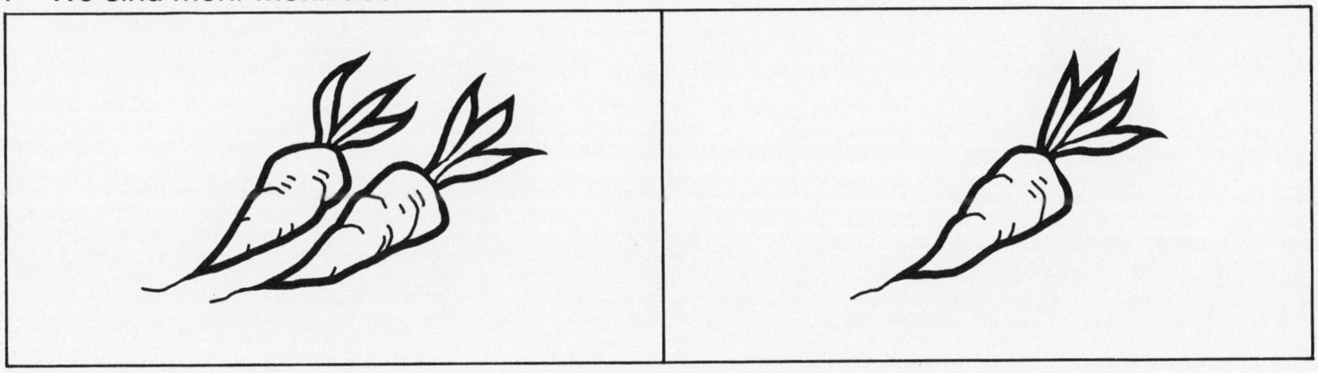

2 Wo sind mehr Bäume?

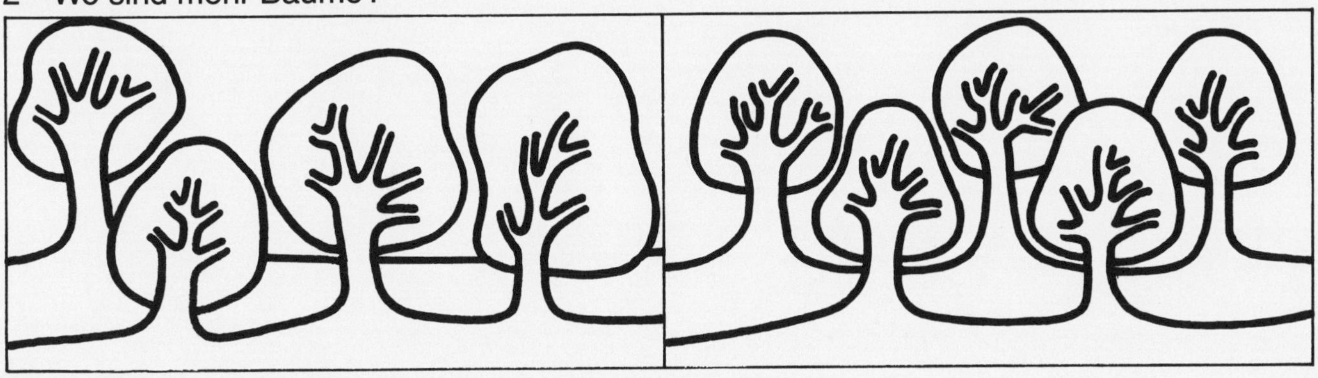

3 Wo sind weniger Küken?

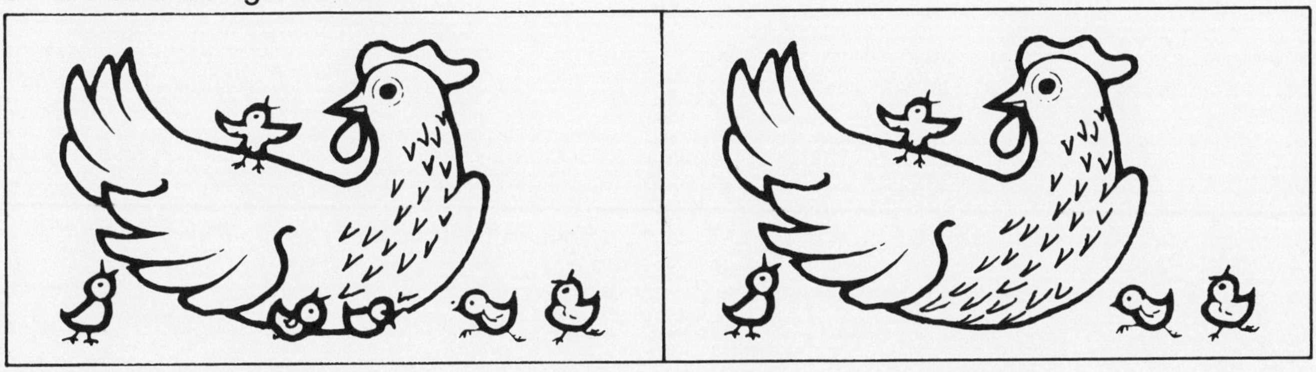

4 Wo sind weniger Bälle?

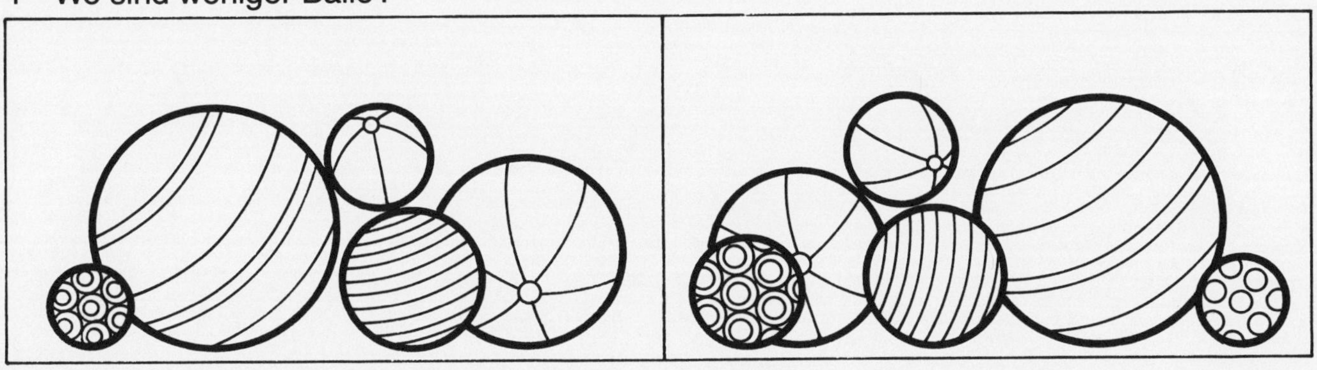

5 Wo sind die meisten Bälle?

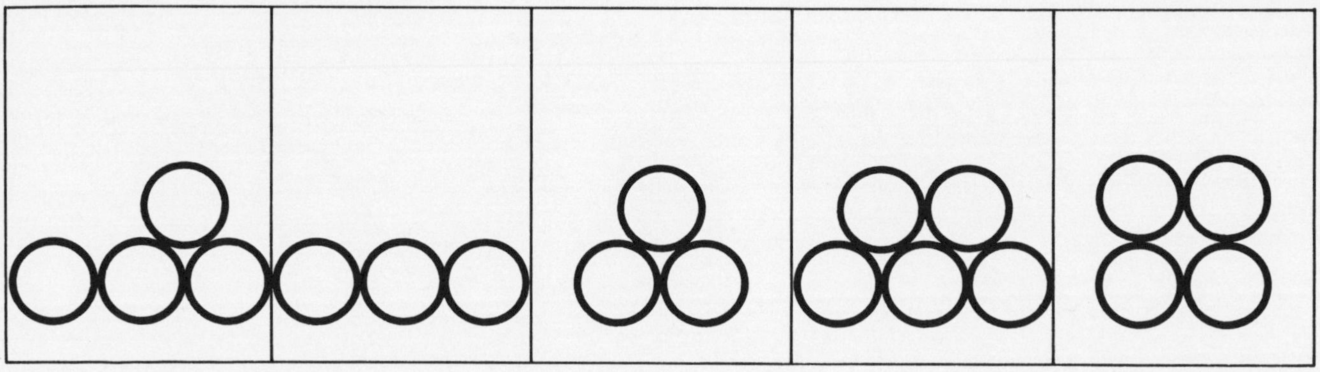

6 Wo sind die meisten Bälle?

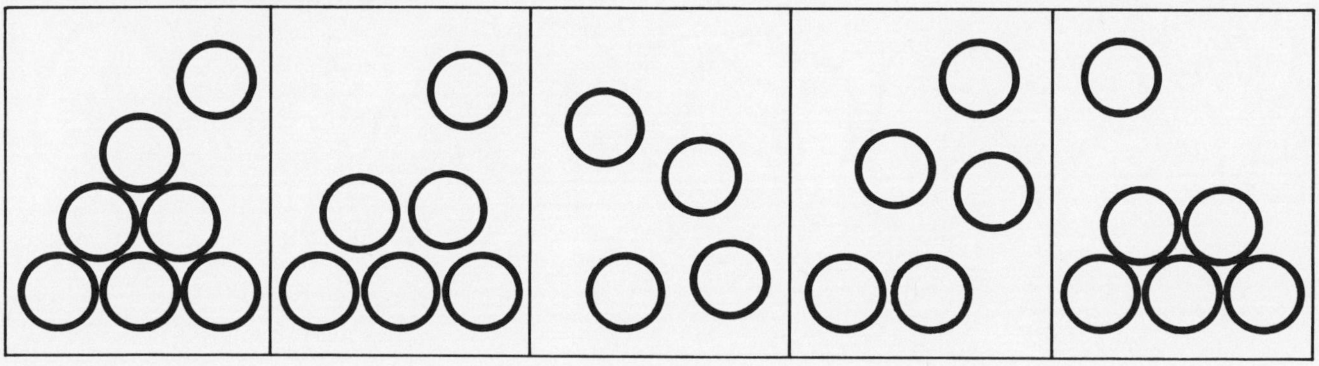

7 Wo sind die meisten Bälle?

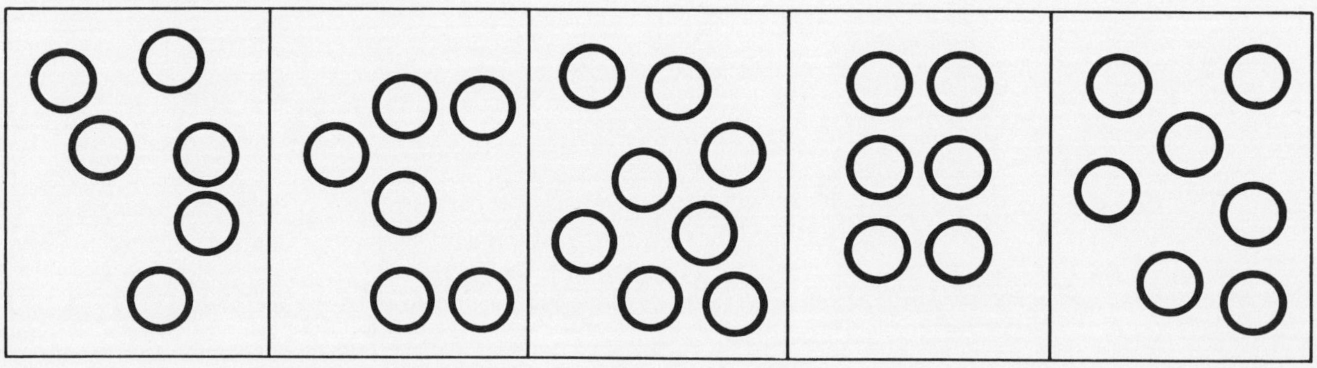

8 Wo sind die meisten Bälle?

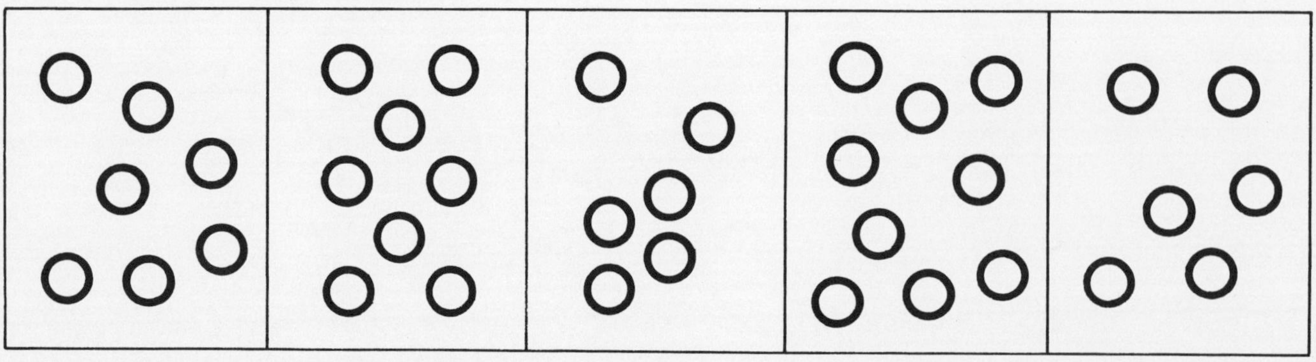

9 Wo sind die wenigsten Dreiecke?

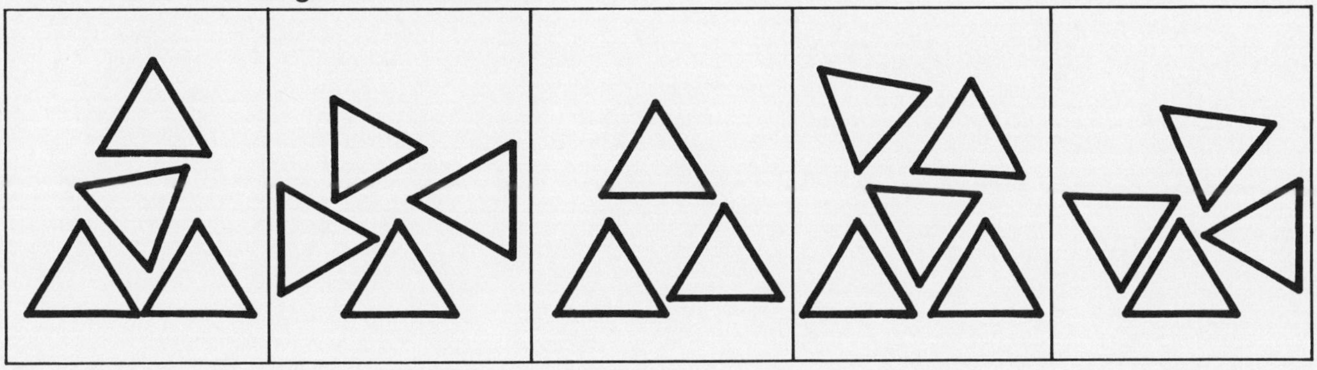

10 Wo sind die wenigsten Dreiecke?

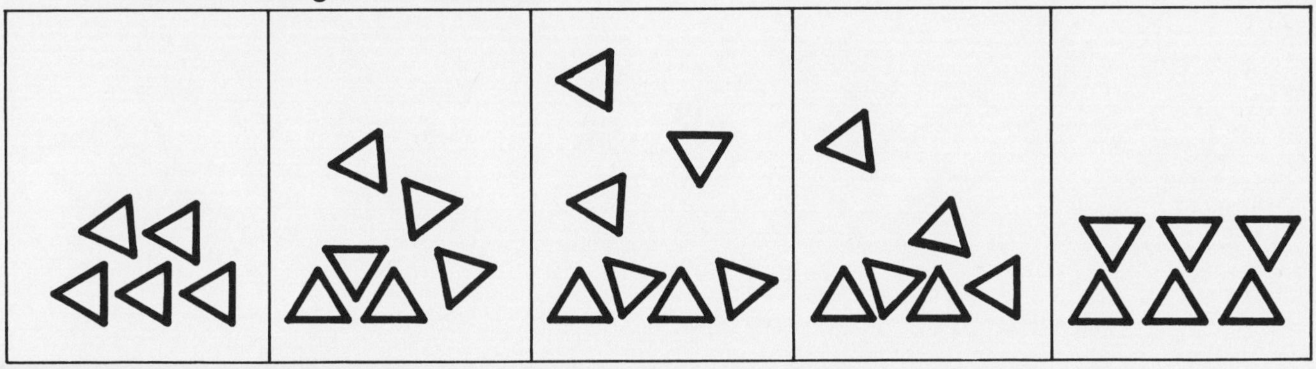

11 Wo sind die wenigsten Dreiecke?

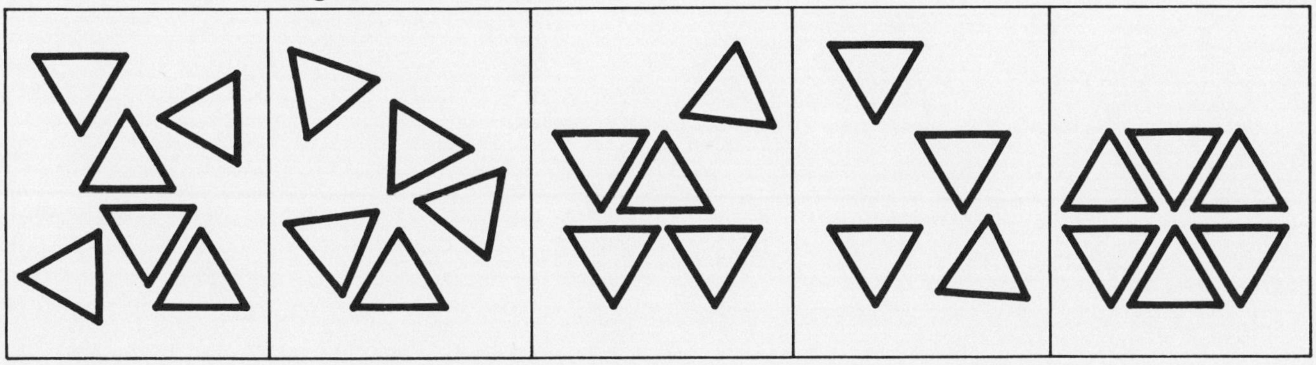

12 Wo sind die wenigsten Dreiecke?

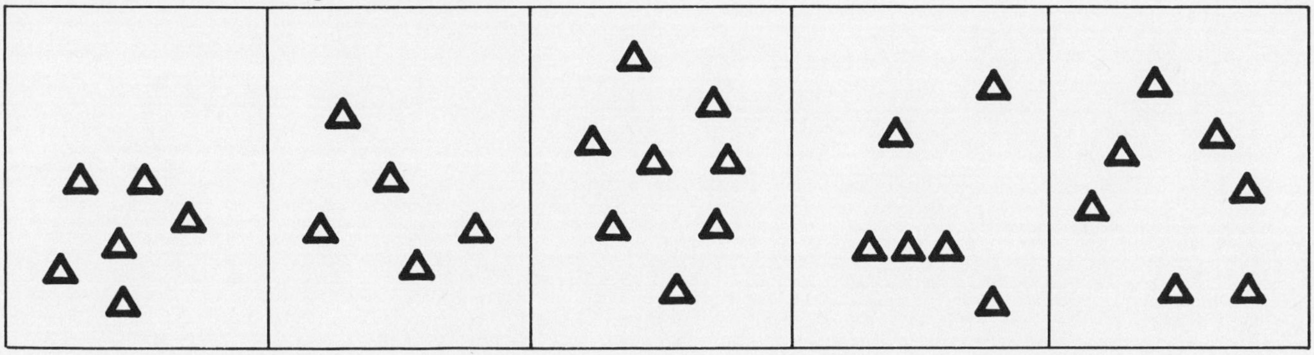

13 Wo sind gleich viel Bauklötze?

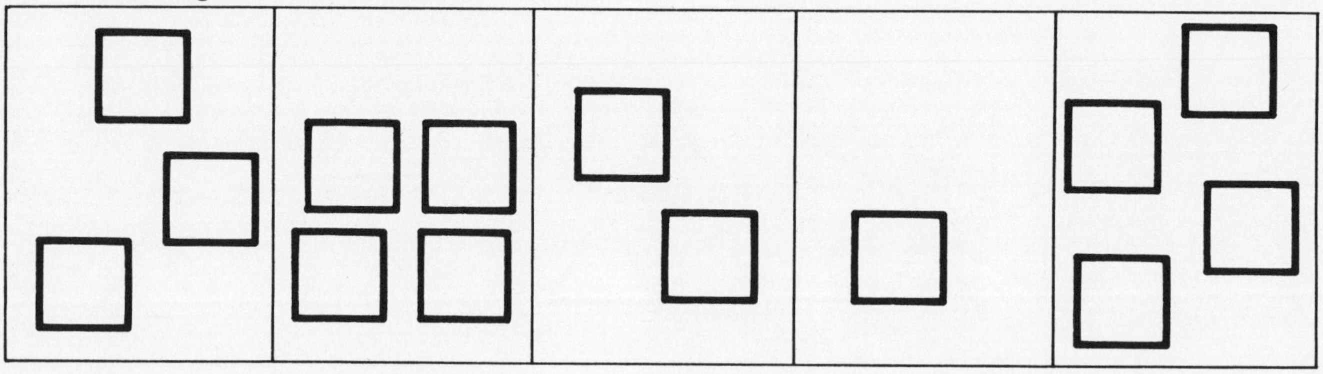

14 Wo sind gleich viel Bauklötze?

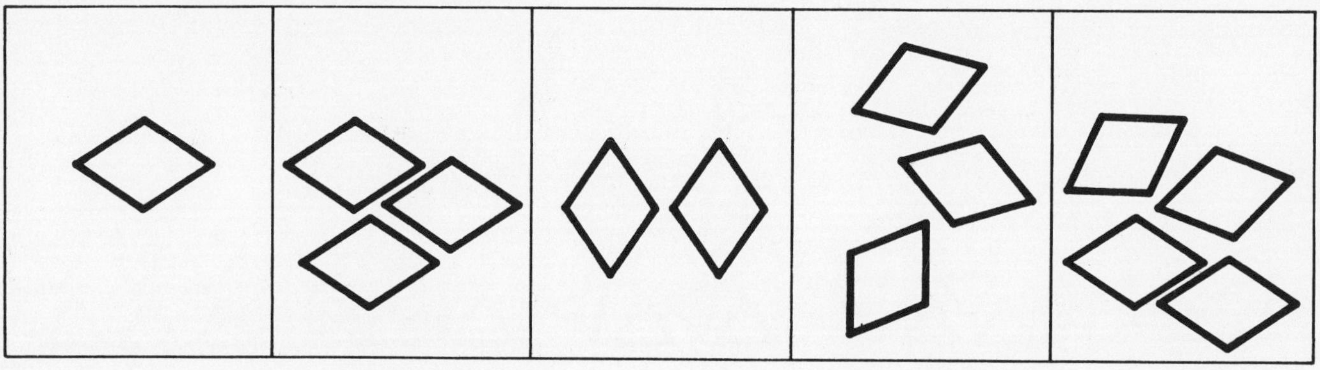

15 Wo sind gleich viel Bauklötze?

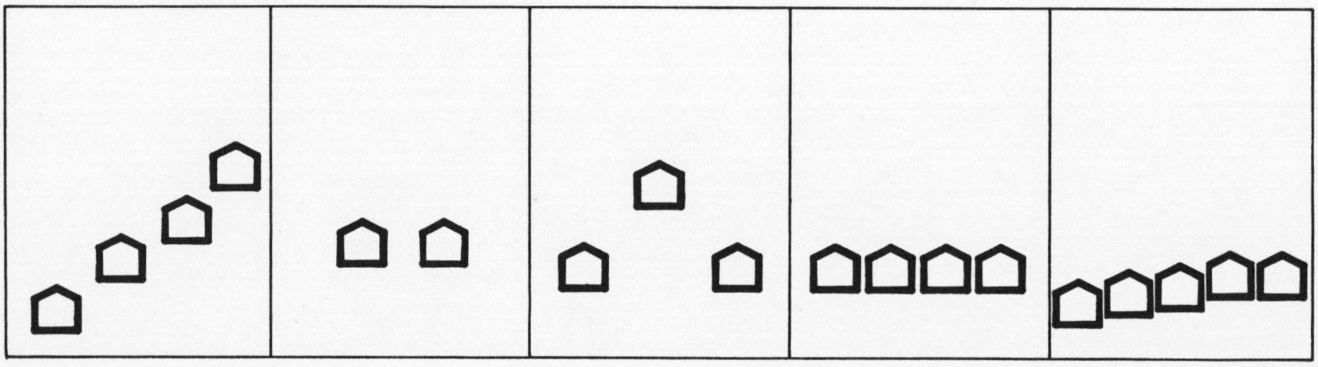

16 Wo sind gleich viel?

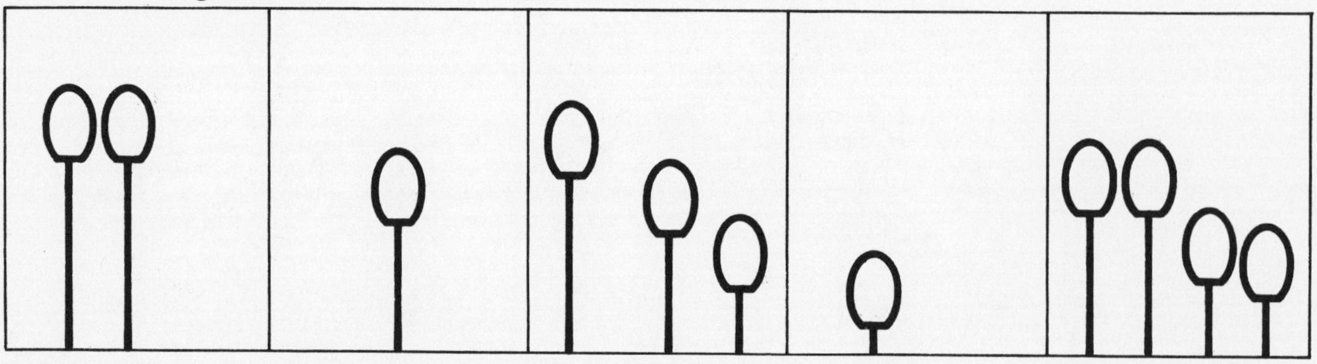

Notieren Sie hier die Minuten, die Ihr Kind bis Aufgabe 16 gebraucht hat: ....

Test 7 Mengenverständnis Teil 2

Testanweisung für Teil 2

Jetzt soll geprüft werden, ob Ihr Kind schon Mengen erkennen kann und Mengenverständnis besitzt. Einfache Formen sollen aus einer größeren Menge richtig herausgesucht und eingekreist werden. Ihr Kind soll die Figuren selbst einkreisen, Sie dürfen ihm dabei nicht helfen. Zeigen Sie ihm an dem folgenden Beispiel, wie es gemacht werden soll.

Beispiel

So werden die Formen eingekreist.

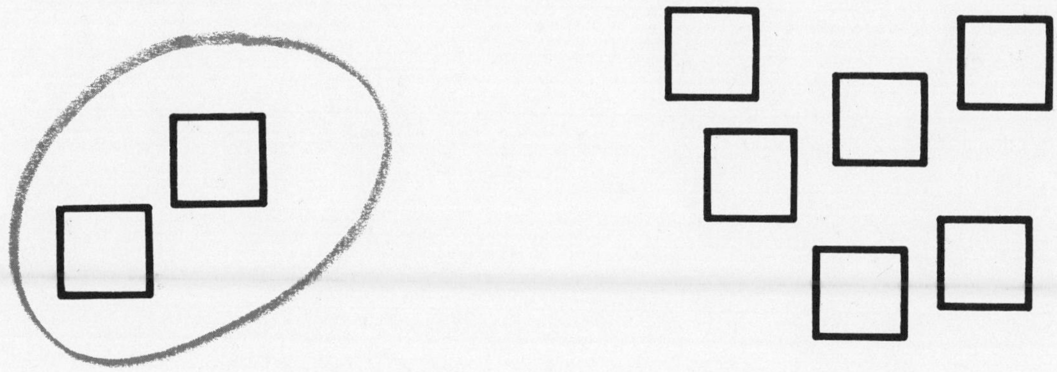

Schauen Sie jetzt wieder auf die Uhr:

Es gilt immer noch die Zeitbegrenzung von 13 oder 15 Minuten für Teil 1 und Teil 2.

Testanfang Teil 2

17

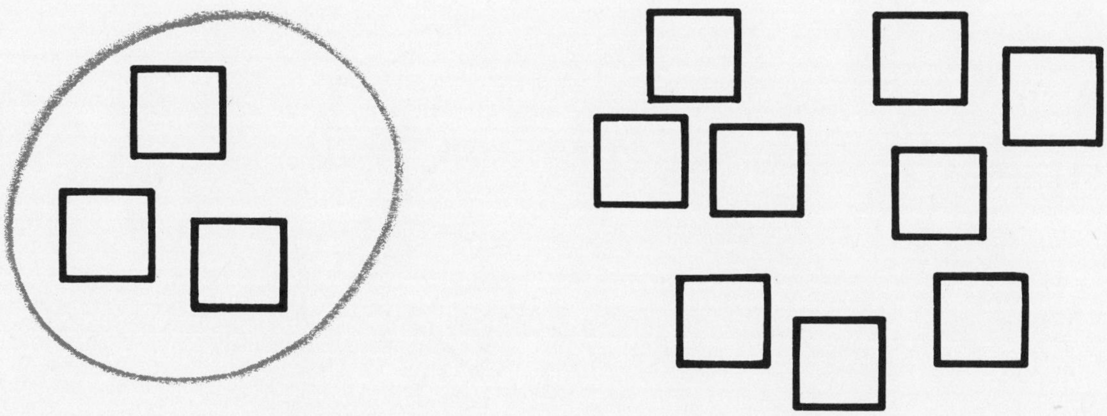

18

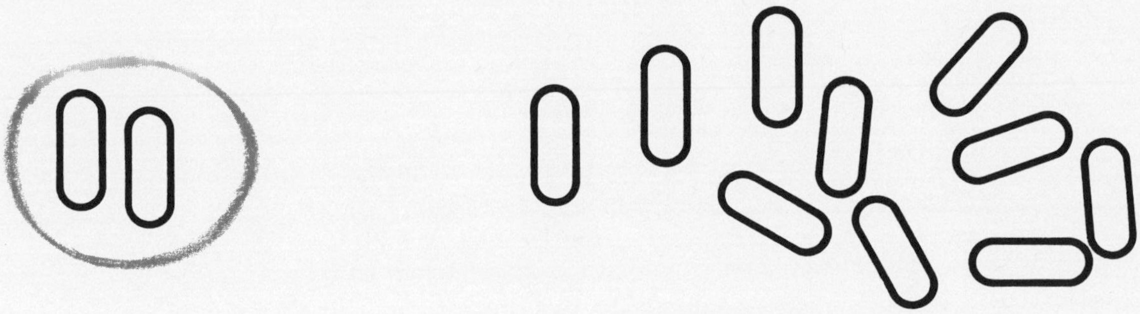

19

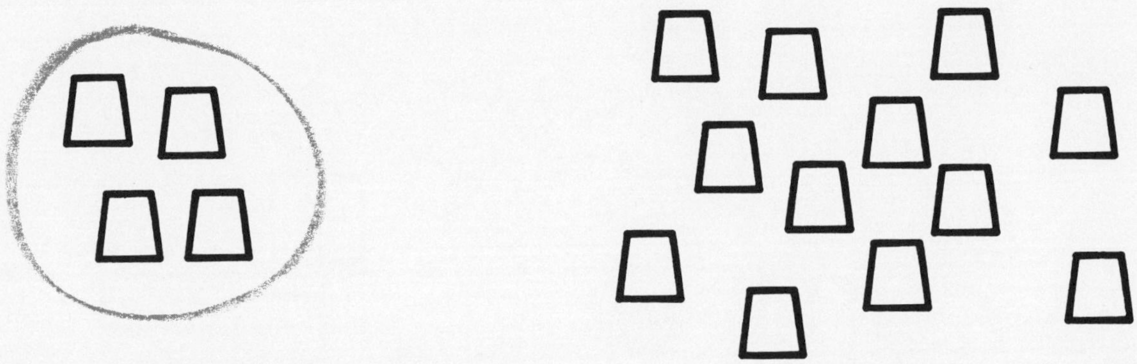

20

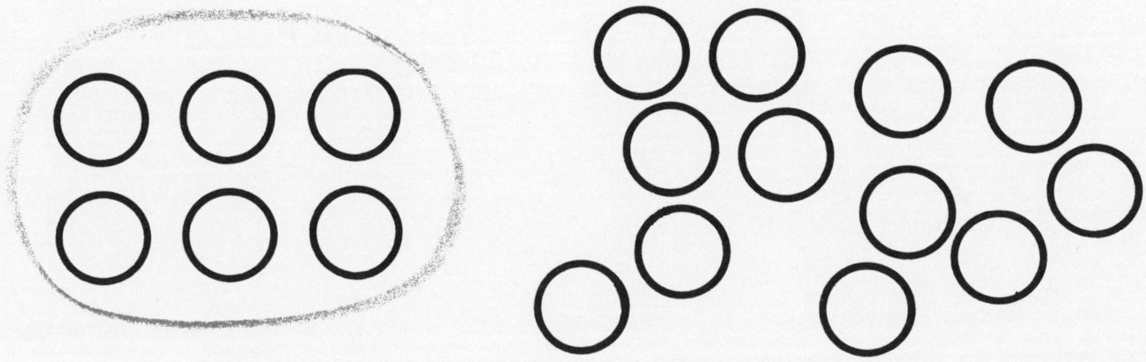

21

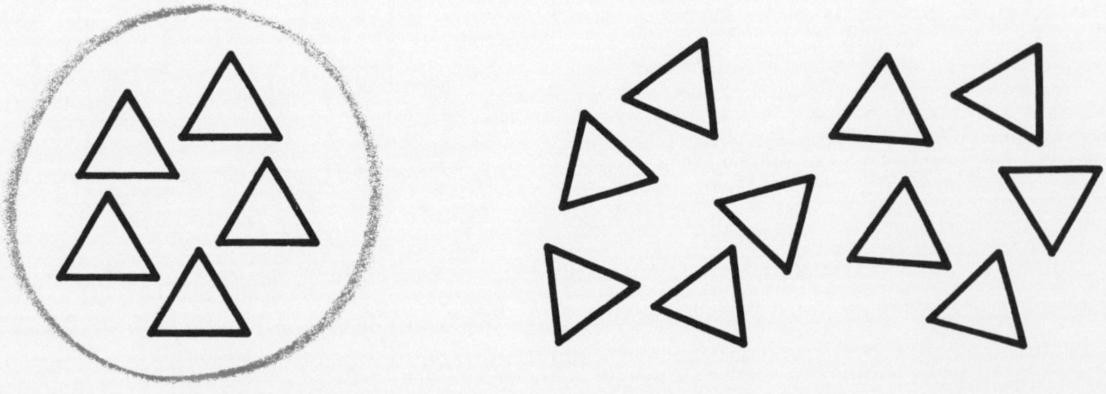

Zum Vergleich hier die Lösung für Teil 1:

Aufgabe 1 = 1. Bild; 2 = 2.; 3 = 2.; 4 = 1.; 5 = 4.; 6 = 1.; 7 = 3.; 8 = 4.; 9 = 3.; 10 = 1.; 11 = 4.; 12 = 2.; 13 = 2 und 5; 14 = 2 und 4; 15 = 1 und 4; 16 = 2 und 4.
Aufgabe 17–21: Vergleichen Sie mit der eingekreisten Menge.

Testauswertung

Für jede richtig angekreuzte Aufgabe bei Teil 1 und Teil 2 können Sie einen Punkt zählen. Die Gesamtzahl der richtigen Aufgaben ergibt die Punkte bei Test 7.
Punkte = ...
Suchen Sie in der Bewertungstabelle (unten) zuerst die Spalte mit der Altersgruppe Ihres Kindes heraus. In dieser Spalte stehen die Punkte untereinander. Gehen Sie die Reihe mit der erreichten Punktzahl nach rechts, dort finden Sie die Bewertung fürs Mengenverständnis. Sie sagt Ihnen, wie gut Ihr Kind im Vergleich zu gleichaltrigen Kindern bei Test 7 abgeschnitten hat. Kreuzen Sie bitte das erzielte Ergebnis an.

Bewertungstabelle

	Altersgruppe in Jahren und Monaten							Bewertung des Mengenverständnisses	Testergebnis ankreuzen
	4;0–4;6	4;7–4;12	5;0–5;6	5;7–5;12	6;0–6;6	6;7–6;12	7;0–7;6		
Punkte	14–21	15–21	20–21	21	21	21	21	sehr gut	
	9–13	12–14	18–19	19–20	19–20	19–20	20	gut	
	5–8	9–11	13–17	15–18	15–18	16–18	16–19	überdurchschn.	
	4	6–8	8–12	10–14	10–14	11–15	12–15	unterdurchschn.	
	3	3–5	4–7	6–9	7–9	8–10	8–11	gering	
	0–2	0–2	0–3	0–5	0–6	0–7	0–7	sehr gering	

Test 8 Zeichenfähigkeit

Verschiedene Figuren abmalen

Bei diesem Test wird die Fähigkeit geprüft, mit einem Bleistift vorgegebene Formen nachzumalen. Für den späteren Schreibunterricht ist das eine wichtige Voraussetzung, denn Ihr Kind muß sich dann an die viel komplizierteren Buchstabenvorlagen halten.

Testanweisung für Ihr Kind

Fragen Sie zuerst, was die abgebildete Figur darstellen könnte, und sagen Sie dann: »Male es jetzt ab. Male genau das gleiche, so schön und genau, wie du kannst.«

Bei Test 8 besteht keine Zeitbegrenzung, denn die Schnelligkeit wird bei der Auswertung nicht berücksichtigt.

1

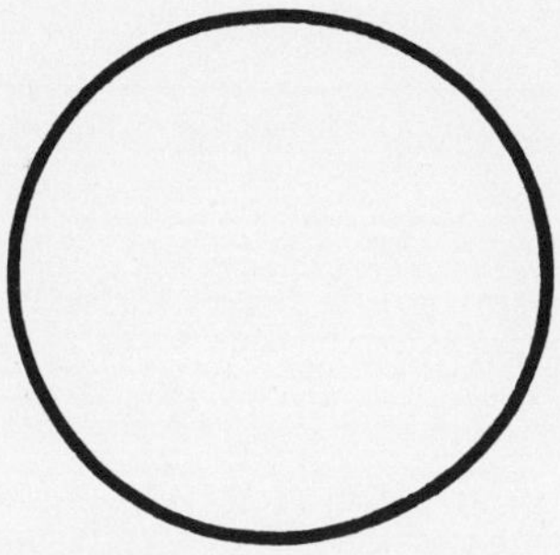

2

3

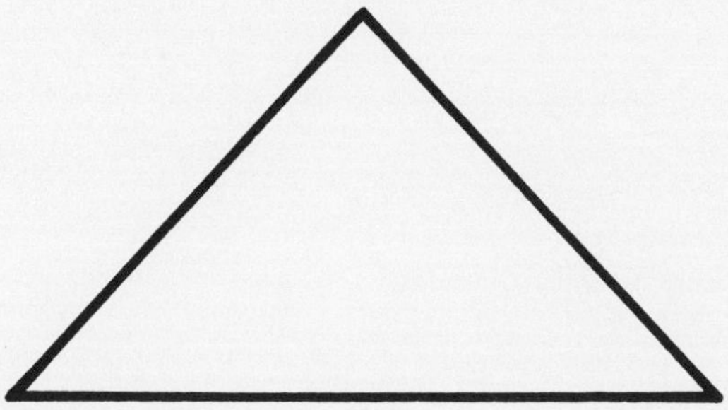

4

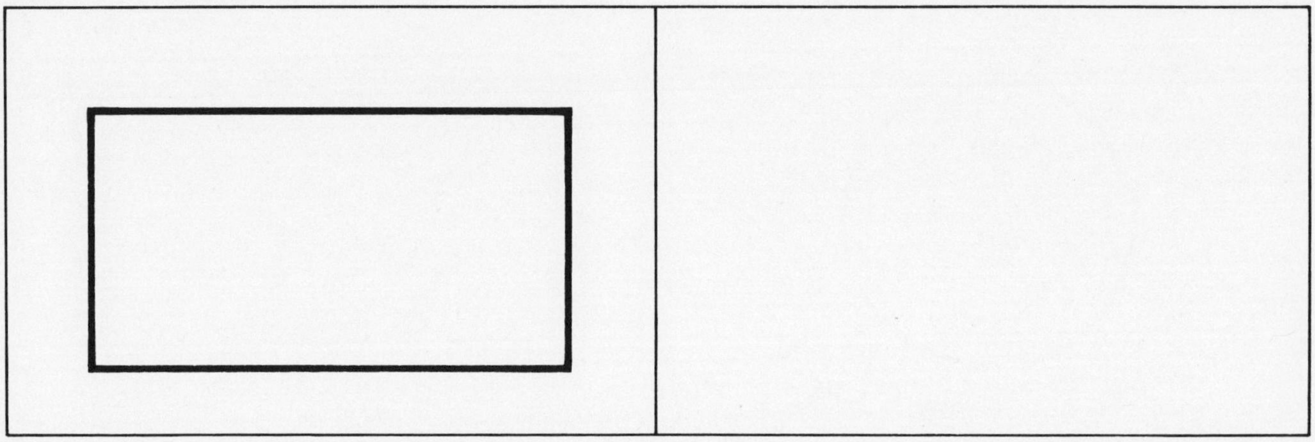

5

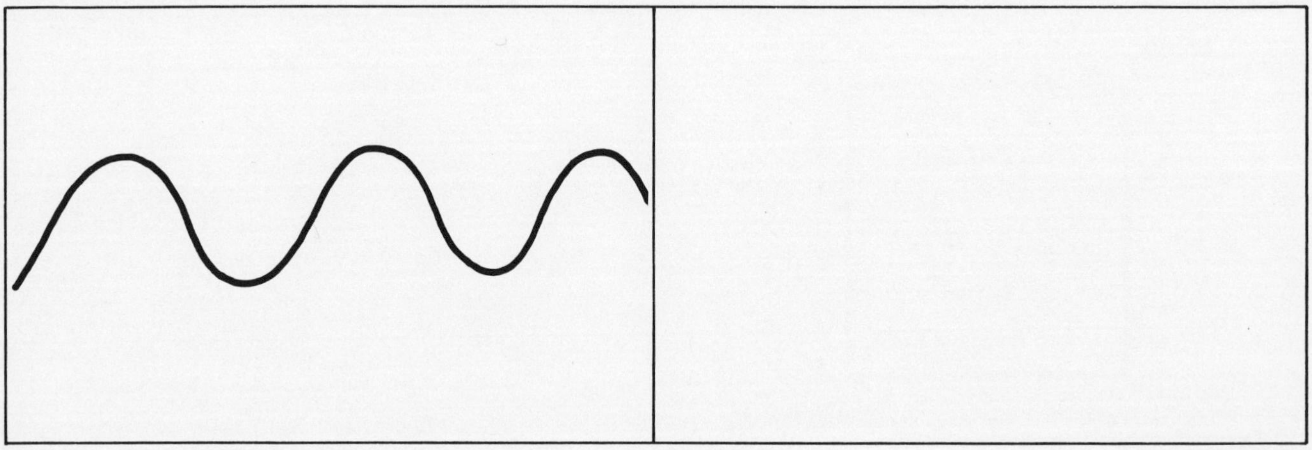

6

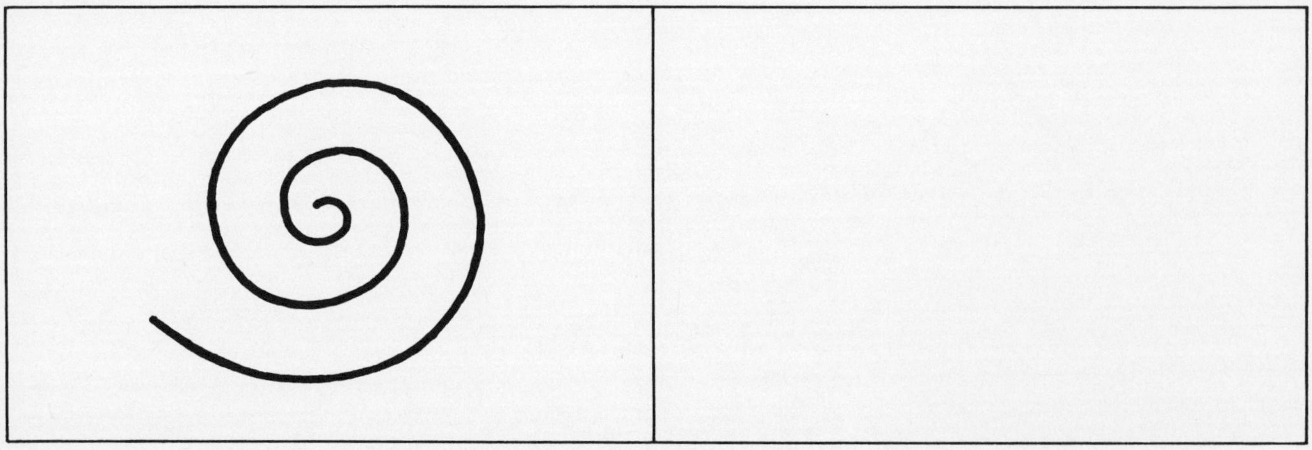

7

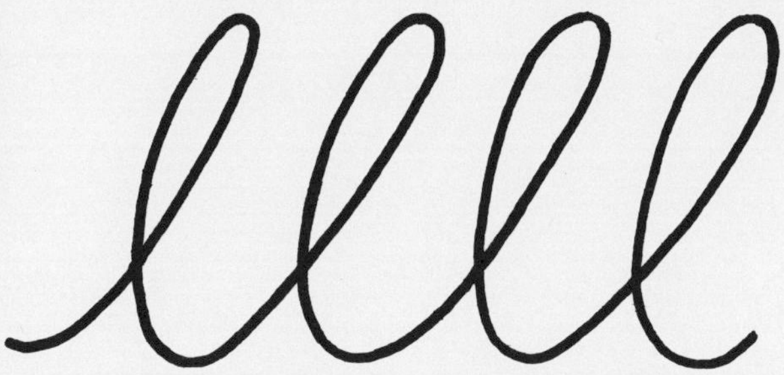

8

9

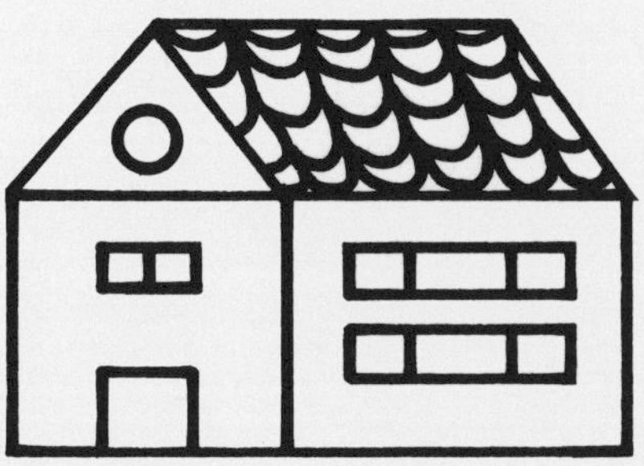

Testauswertung

Die Bewertung der abgezeichneten Figuren erfolgt nach ihrer zeichnerischen Qualität. Für die Punktegebung (0 bis 2 Punkte) haben wir eine Tabelle mit Beispielen zusammengestellt. Zählen Sie die erzielten Punkte bei den neun Aufgaben zusammen, dann erhalten Sie die Gesamtpunktzahl für Test 8.
Gesamtpunktzahl = ...

Aufgabe	2 Punkte	1 Punkt	0 Punkte

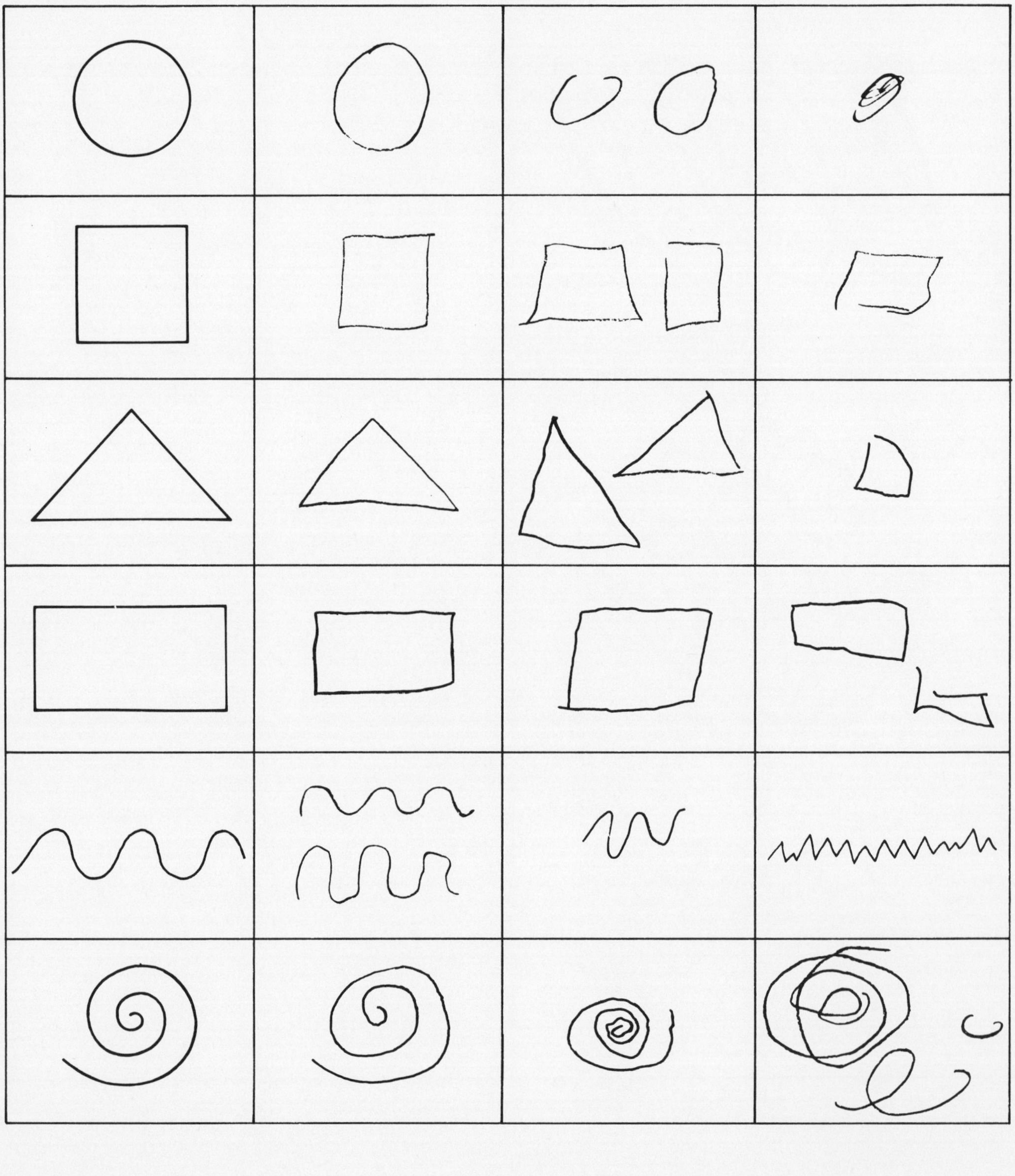

Aufgabe	2 Punkte	1 Punkt	0 Punkte

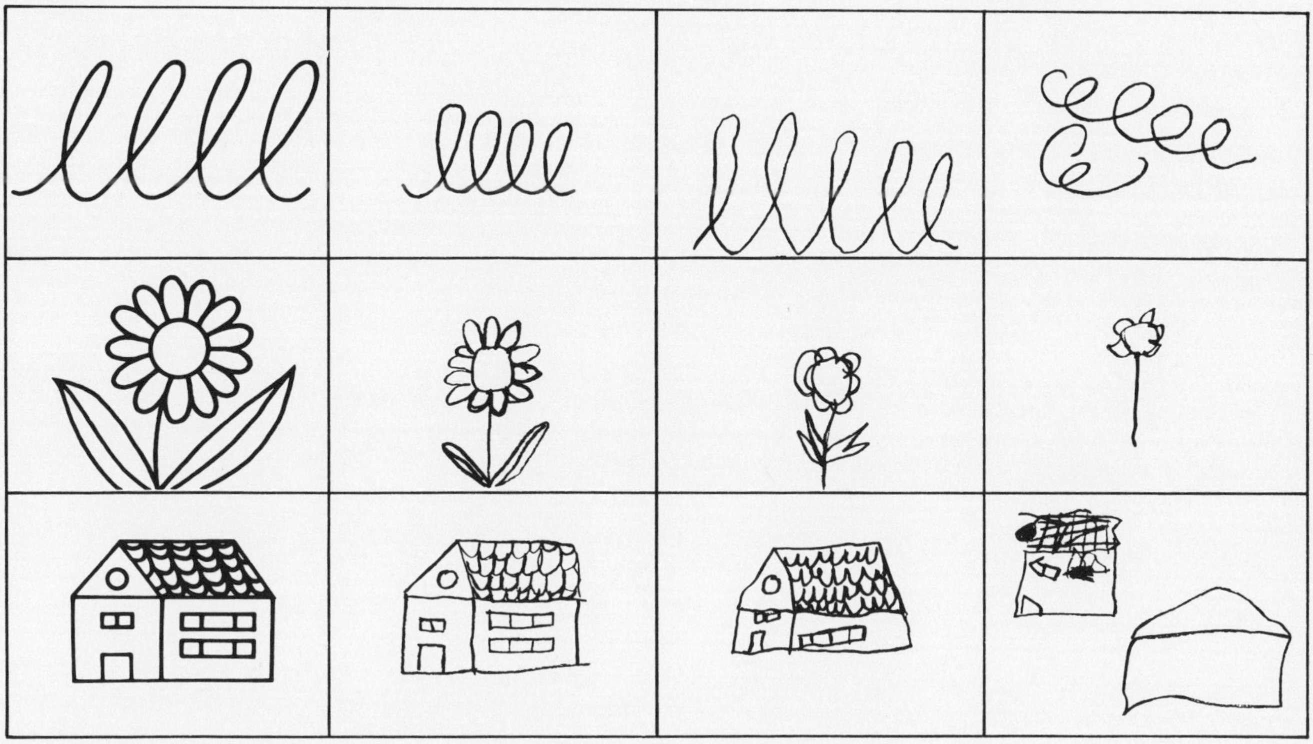

Suchen Sie in der Bewertungstabelle (unten) zuerst die Spalte mit der Altersgruppe Ihres Kindes heraus. In dieser Spalte stehen die Punkte untereinander. Gehen Sie die Reihe mit der erreichten Punktzahl nach rechts, dort finden Sie die Bewertung der Zeichenfähigkeit. Sie sagt Ihnen, wie gut Ihr Kind im Vergleich zu gleichaltrigen Kindern bei Test 8 abgeschnitten hat. Kreuzen Sie bitte das erzielte Ergebnis an.

Bewertungstabelle

	Altersgruppe in Jahren und Monaten							Bewertung der Zeichenfähigkeit	Testergebnis ankreuzen
	4;0–4;6	4;7–4;12	5;0–5;6	5;7–5;12	6;0–6;6	6;7–6;12	7;0–7;6		
Punkte	13–18	13–18	14–18	16–18	17–18	17–18	18	sehr gut	
	8–12	9–12	11–13	13–15	14–16	15–16	16–17	gut	
	5–7	5–8	7–10	10–12	11–13	11–14	12–15	überdurchschn.	
	2–4	3–4	5–6	6–9	8–10	8–10	9–11	unterdurchschn.	
	1	2	3–4	4–5	6–7	6–7	7–8	gering	
	0	0–1	0–2	0–3	0–5	0–5	0–6	sehr gering	

Test 9 Formauffassung

Ähnliche Bilder unterscheiden

Bei diesem Test werden einige elementare Voraussetzungen für die Lesefähigkeit geprüft. Ihr Kind soll genau beobachten und Formen in ihren verschiedenen Variationen kritisch unterscheiden können. Der Test mißt die Formauffassung mit dreierlei Aufgabentypen:

- gegenständliche Bilder unterscheiden
- abstrakte Formen unterscheiden
- Buchstaben und Zahlen unterscheiden

Der Test macht viel Spaß, und während Sie die Aufgaben mit Ihrem Kind machen, übt es gleichzeitig seine Beobachtungsschärfe, Differenzierungsfähigkeit und Konzentration.

Testanweisung für die Eltern

Jede Aufgabe besteht aus insgesamt fünf Zeichnungen. Im oberen Kästchen ist ein Gegenstand abgebildet. In der unteren Reihe soll Ihr Kind den gleichen Gegenstand aus vier Bildern herausfinden und ankreuzen. Das Beispiel steht auf der rechten Seite.

für Ihr Kind

»In diesem Kästchen ist ein Vogel« (bitte am Beispiel zeigen). »Hier unten« (vier Kästchen zeigen) »ist der gleiche Vogel gemalt. Du mußt genau hinschauen, damit du ihn herausfindest, weil die Bilder alle ähnlich sind. Du sollst das gleiche Bild mit dem Bleistift ankreuzen. Hier ist es das 3. Bild. Das ist der gleiche Vogel wie oben.«

Erst wenn Ihr Kind die Aufgabe an dem Beispiel genau verstanden hat, können Sie mit der ersten Aufgabe beginnen.

Zeitbegrenzung für 6;0 bis 7;6jährige Kinder: 8 Minuten

Zeitbegrenzung für 4;0 bis 6;0jährige Kinder: 10 Minuten

Beispiel

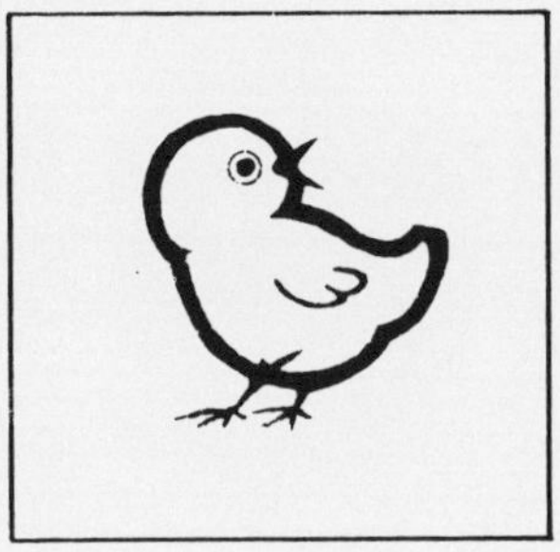

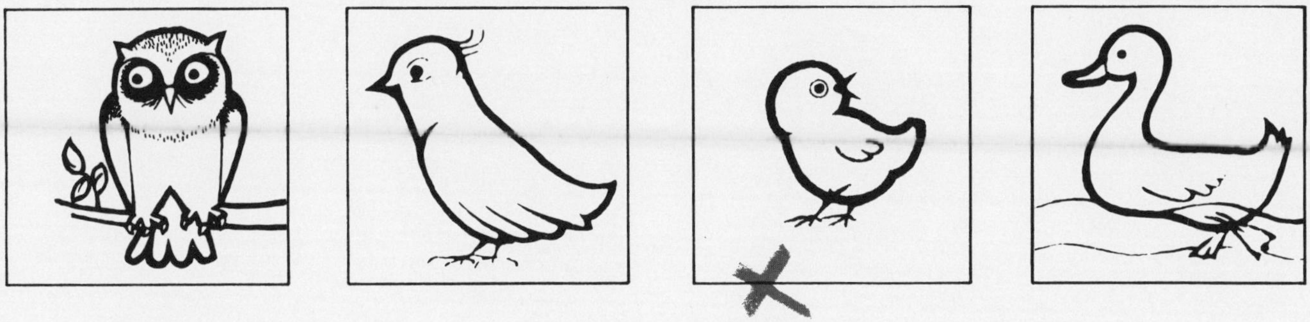

1

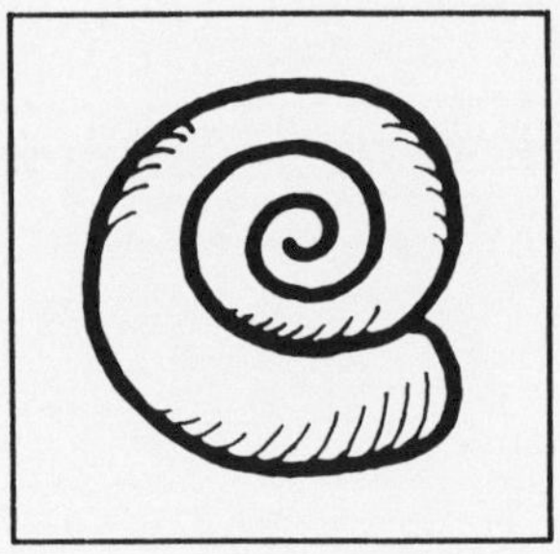

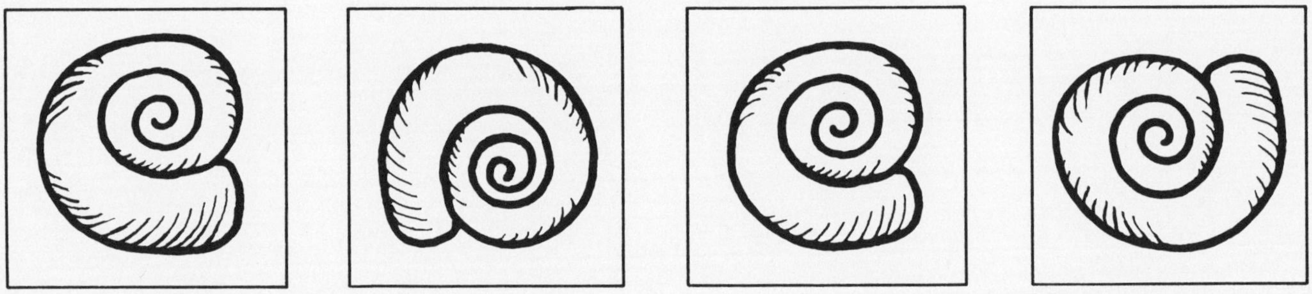

2

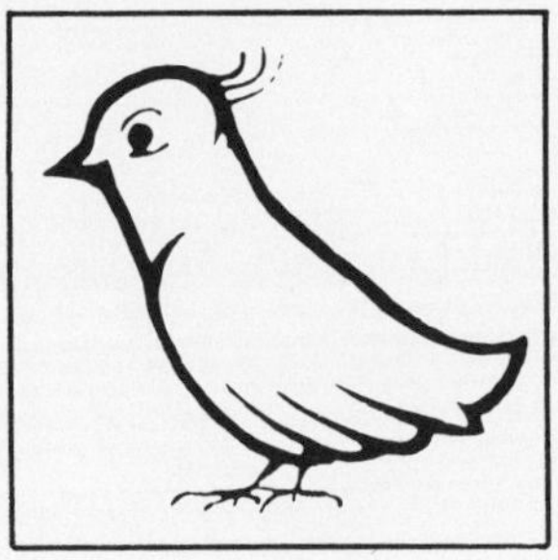

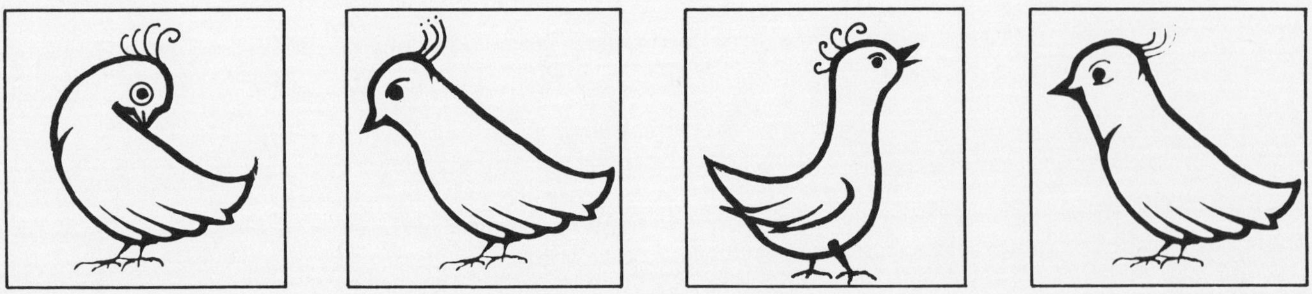

3

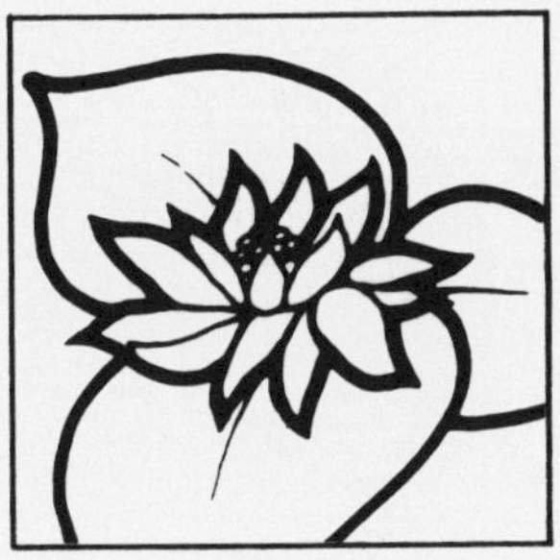

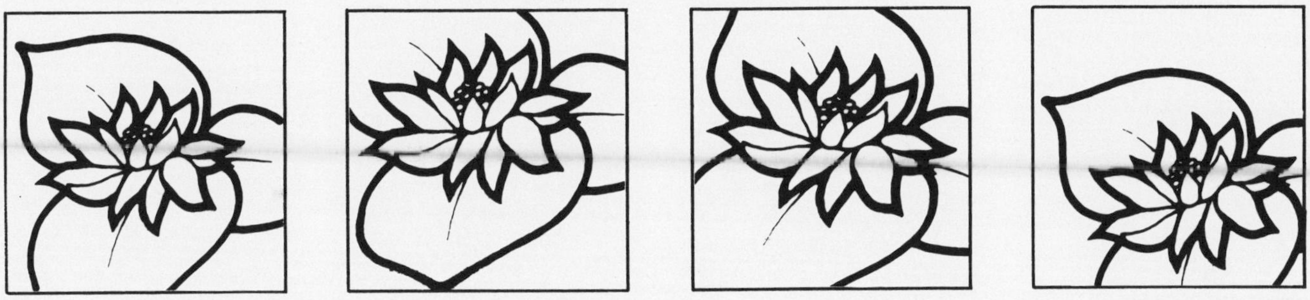

4

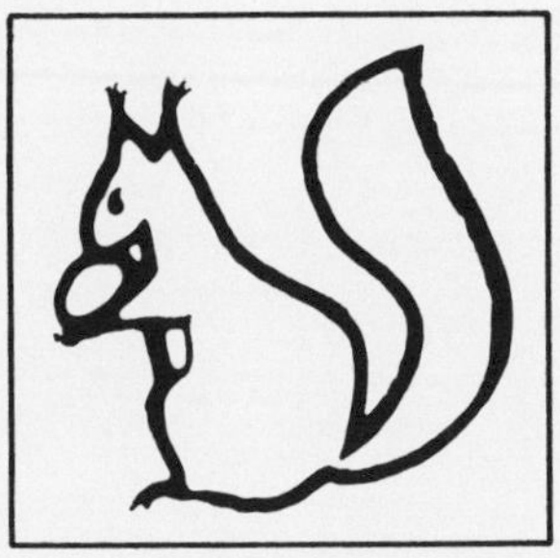

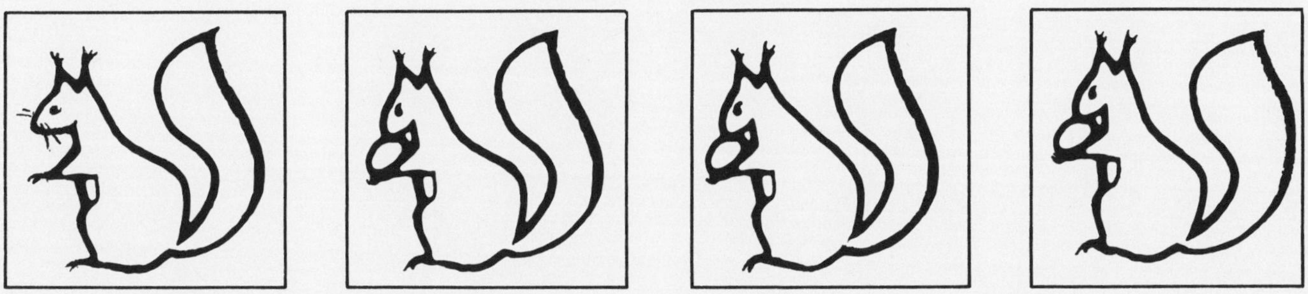

5

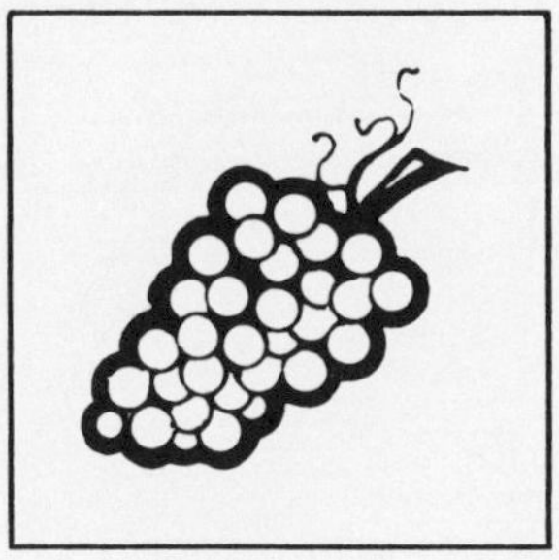

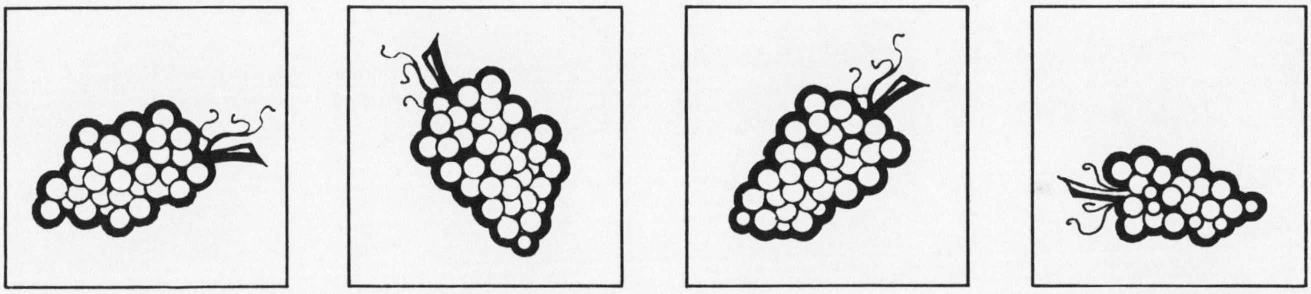

6

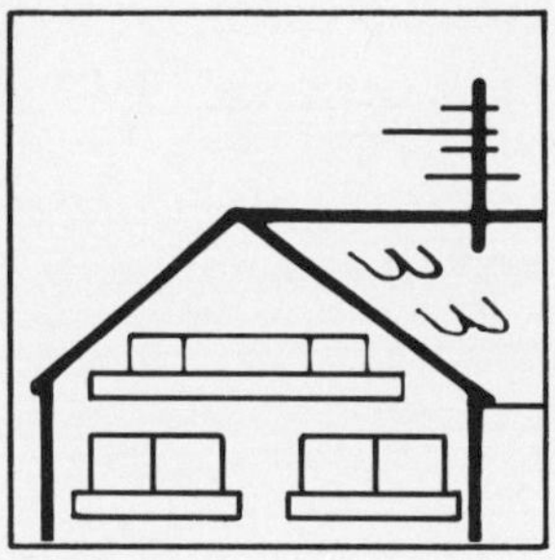

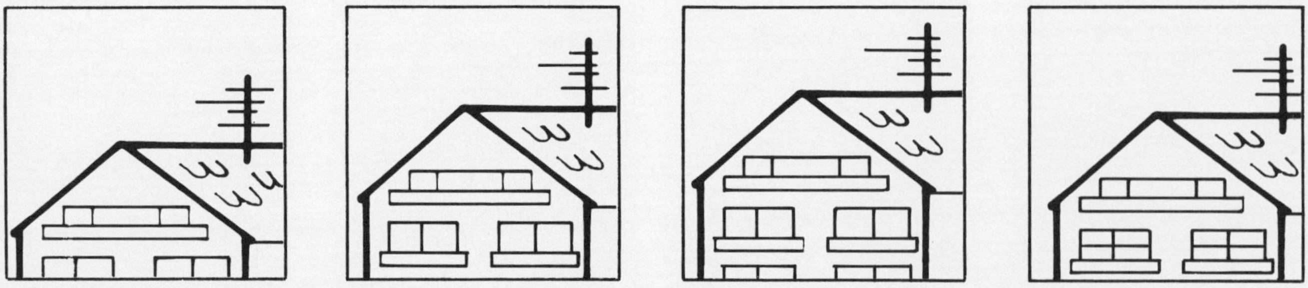

7
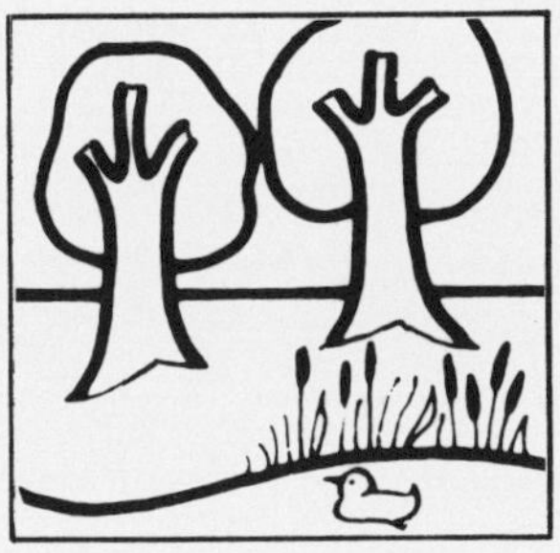

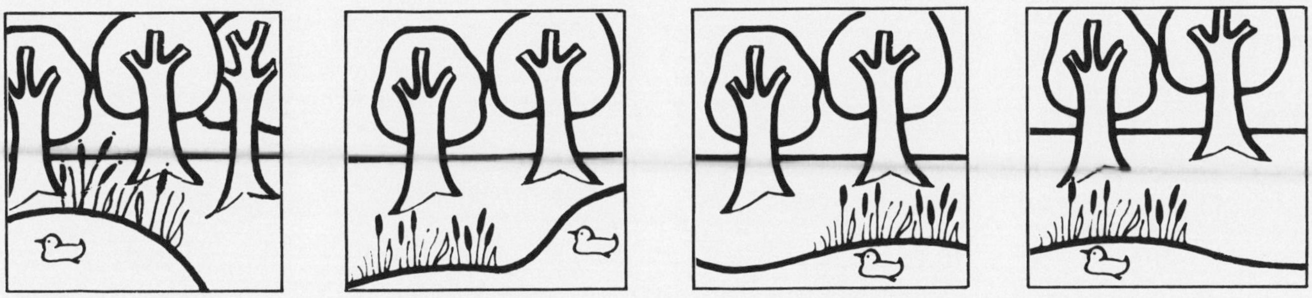

8
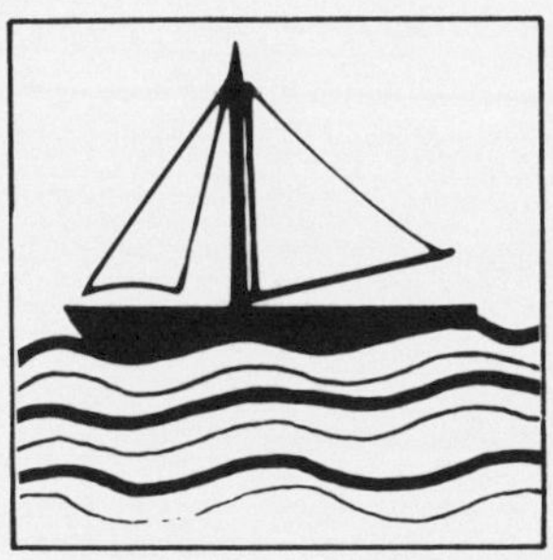

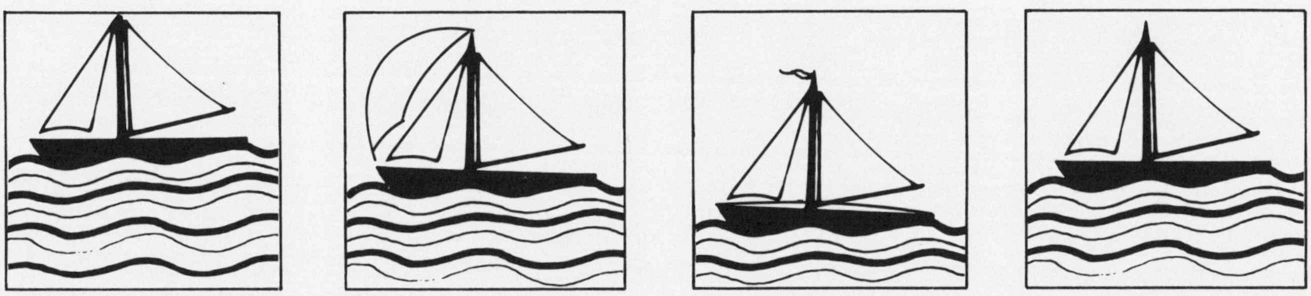

9
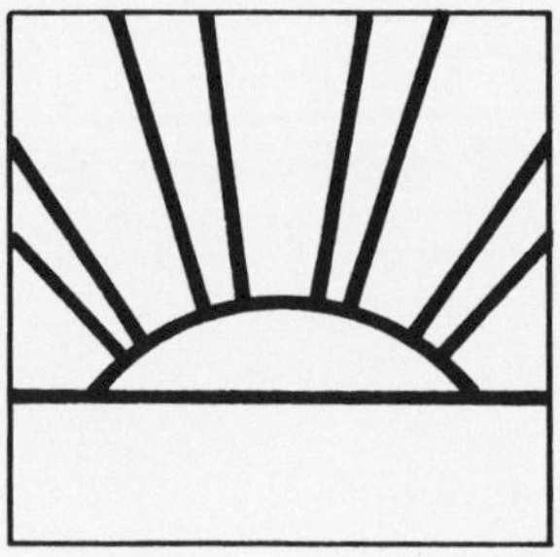

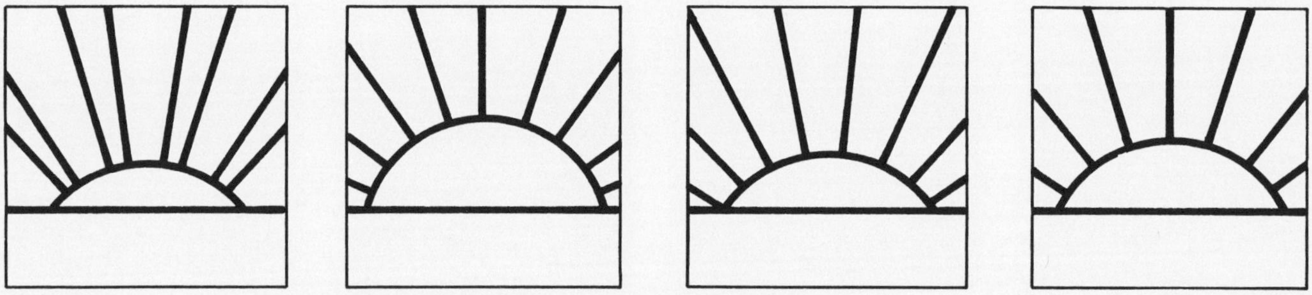

10
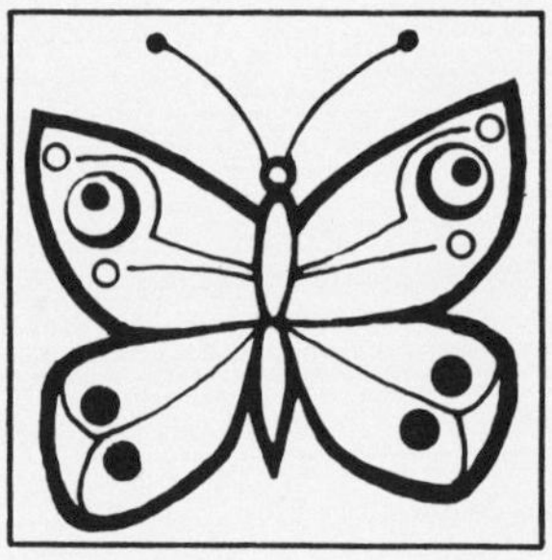

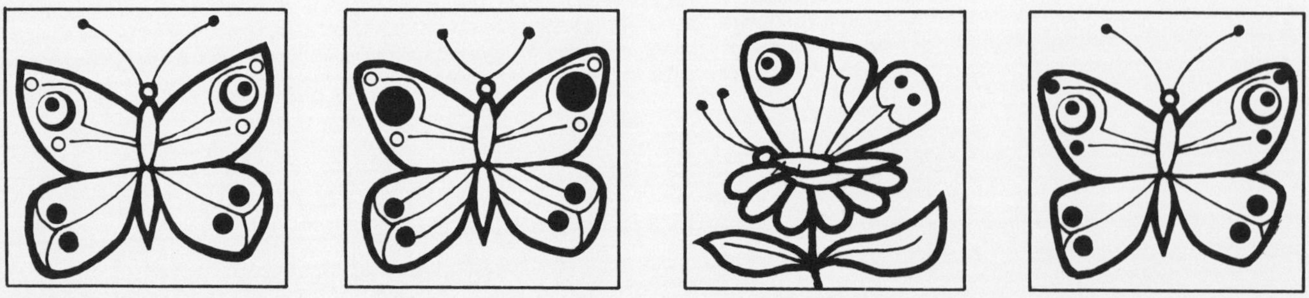

11
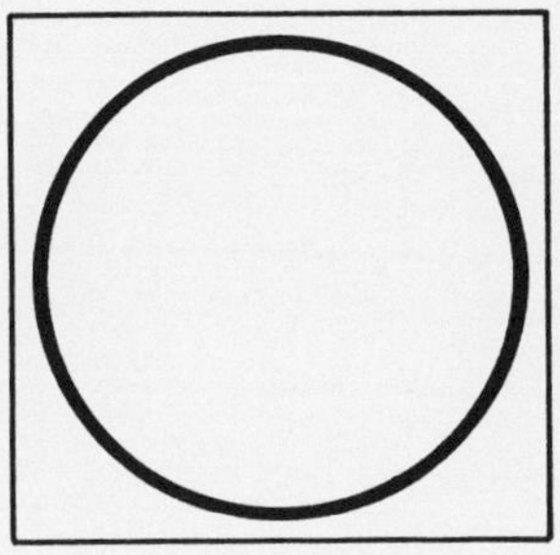

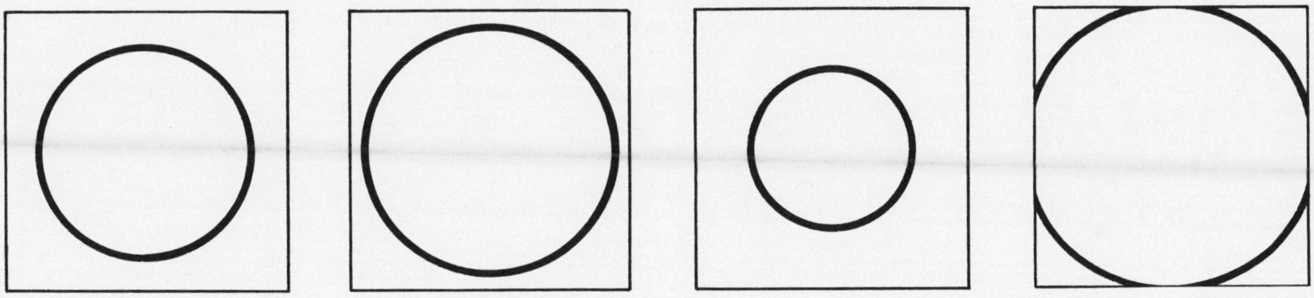

12
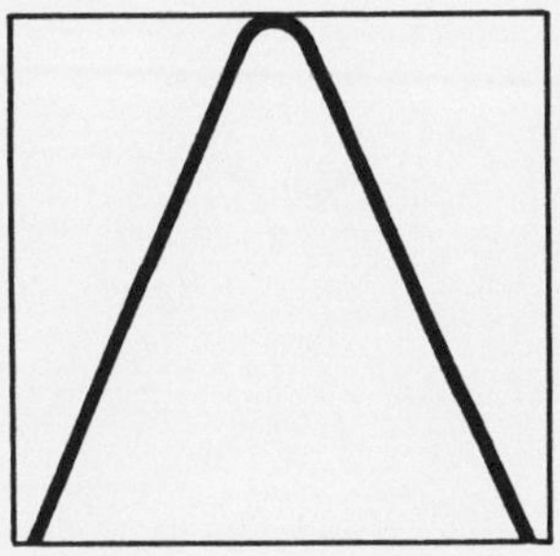

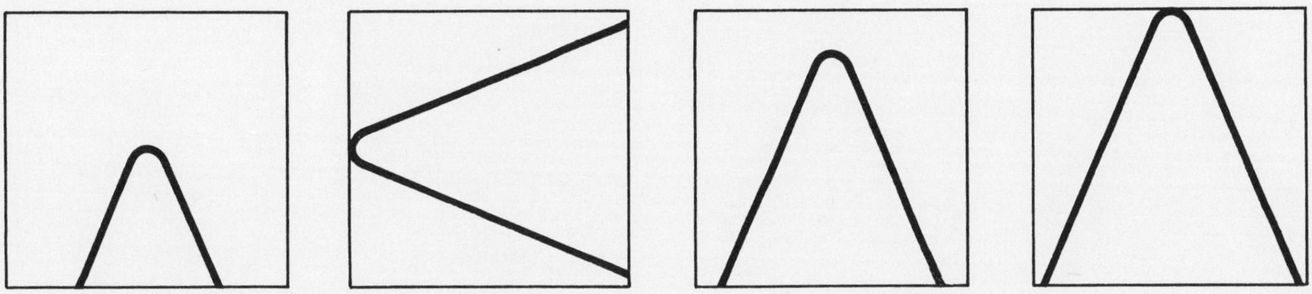

13
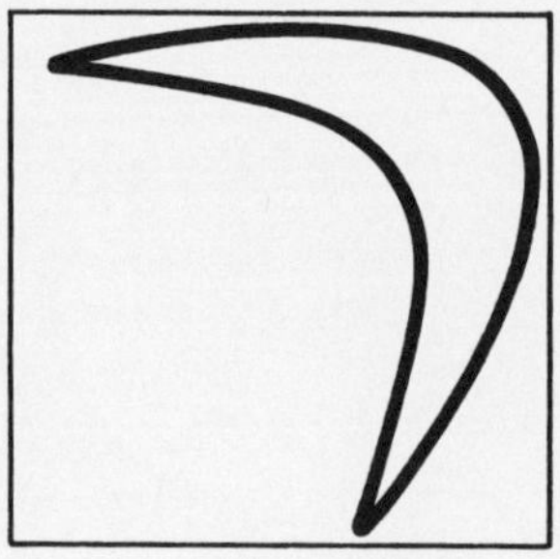

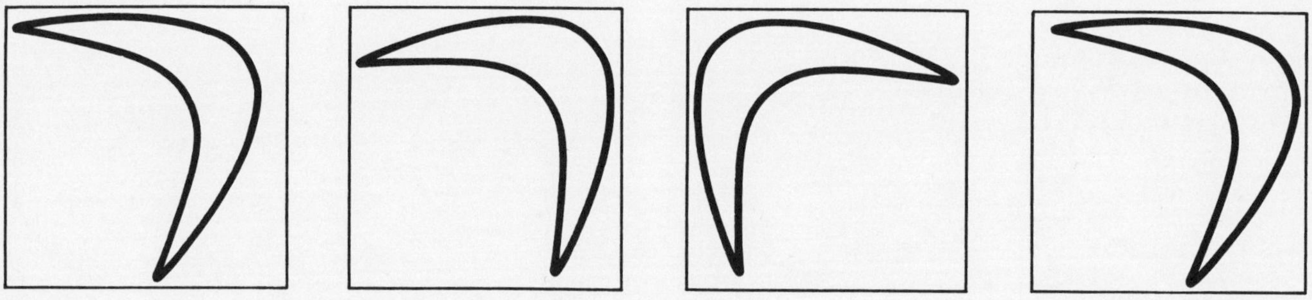

14
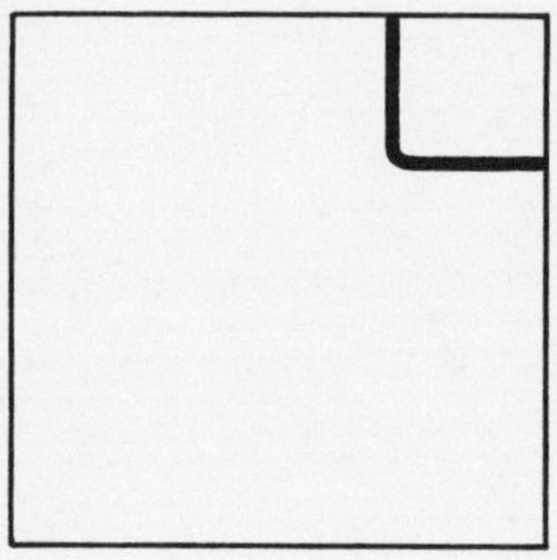

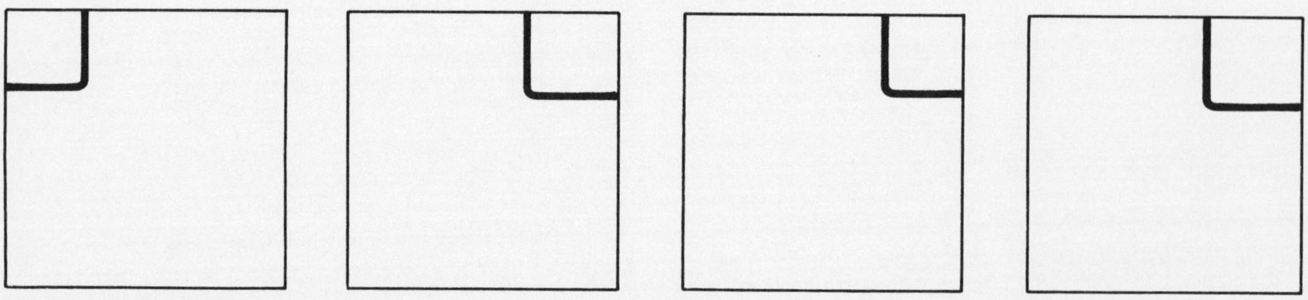

15
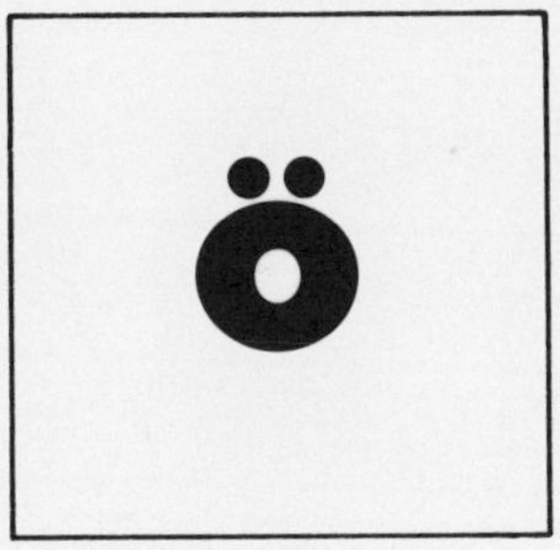

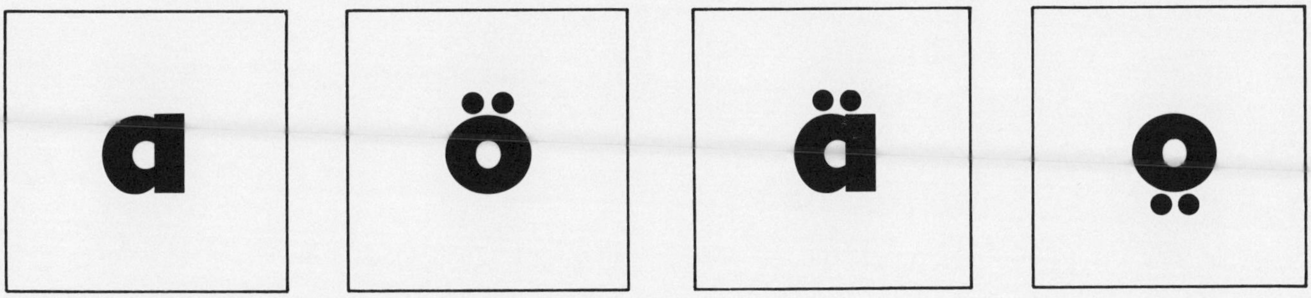

16
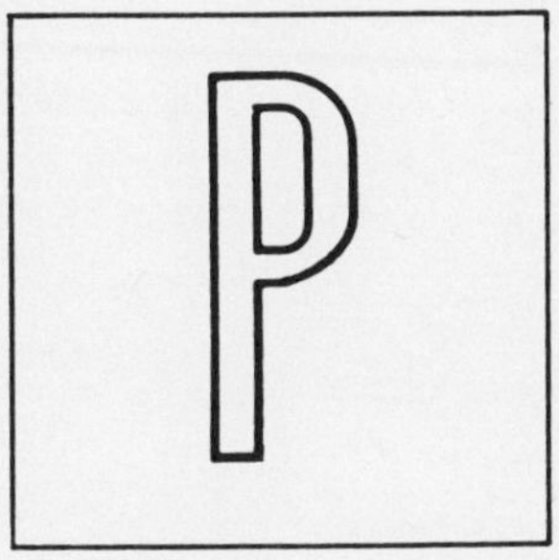

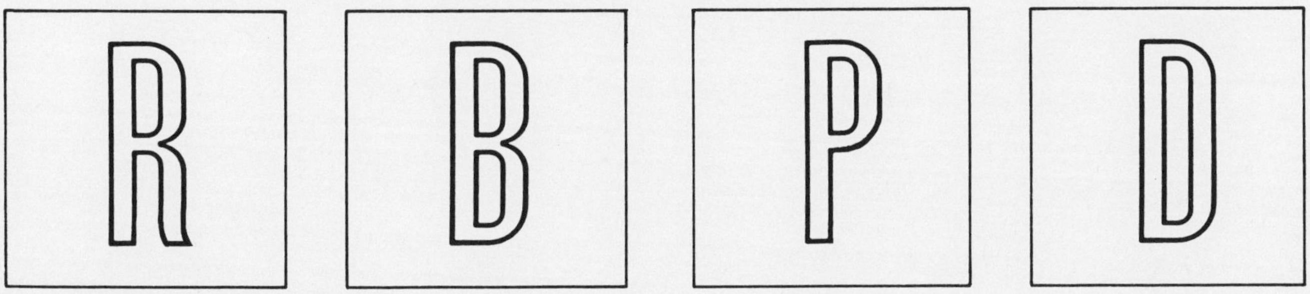

17

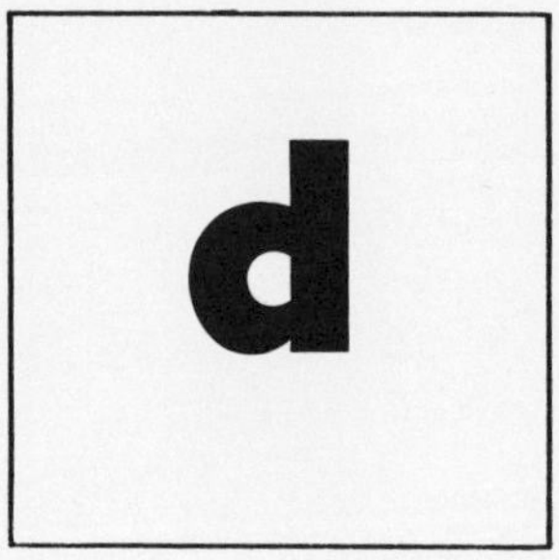

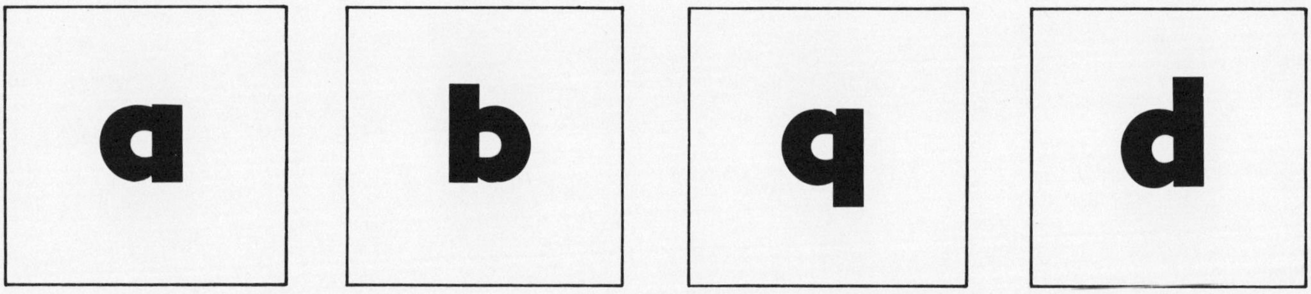

18

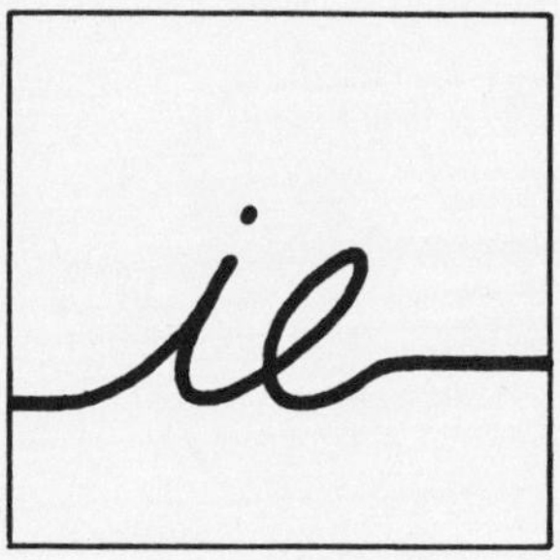

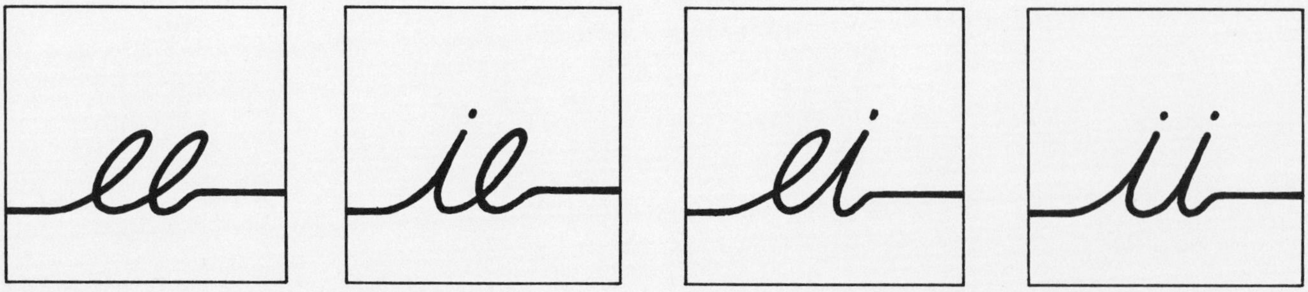

19

12

41	11	21	12

20

69

99	66	69	96

21 mein

meen mien mein nein

22 alle

alles all olle alle

Zum Vergleich hier die Lösung:

Aufgabe 1 = 3. Bild; 2 = 4.; 3 = 1.; 4 = 2.; 5 = 3.; 6 = 2.; 7 = 3.; 8 = 4.; 9 = 1.; 10 = 1.; 11 = 2.; 12 = 4.; 13 = 4.; 14 = 3.; 15 = 2.; 16 = 3.; 17 = 4.; 18 = 2.; 19 = 4.; 20 = 3.; 21 = 3.; 22 = 4.

Testauswertung

Für jede richtig angekreuzte Aufgabe können Sie einen Punkt zählen. Die Gesamtzahl der richtigen Aufgaben ergibt die Punkte bei Test 9.

Punkte = ...

Suchen Sie in der Bewertungstabelle (unten) zuerst die Spalte mit der Altersgruppe Ihres Kindes heraus. In dieser Spalte stehen die Punkte untereinander. Gehen Sie die Reihe mit der erreichten Punktzahl nach rechts, dort finden Sie die Bewertung der Formauffassung. Sie sagt Ihnen, wie gut Ihr Kind im Vergleich zu gleichaltrigen Kindern bei Test 9 abgeschnitten hat. Kreuzen Sie bitte das erzielte Ergebnis an.

Bewertungstabelle

	Altersgruppe in Jahren und Monaten							Bewertung der Formauffassung	Testergebnis ankreuzen
	4;0–4;6	4;7–4;12	5;0–5;6	5;7–5;12	6;0–6;6	6;7–6;12	7;0–7;6		
Punkte	19–22	19–22	20–22	21–22	22	22	22	sehr gut	
	15–18	16–21	19	19–20	19–21	20–21	21	gut	
	8–14	10–15	14–18	15–18	15–18	16–19	17–20	überdurchschn.	
	4–7	6–9	7–13	9–14	9–14	11–15	12–16	unterdurchschn.	
	2–3	2–5	3–6	5–8	6–8	7–10	9–11	gering	
	0–1	0–1	0–2	0–4	0–5	0–6	0–8	sehr gering	

Test 10 Praktisches Geschick

Figuren richtig legen

Bei diesem Test soll Ihr Kind zeigen, wie gut es mit geometrischen Grundformen zurechtkommt. Bei den folgenden Aufgaben werden besonders drei Fähigkeiten der praktischen Intelligenz angesprochen:

- bewegliches Denken
- Handgeschick
- Formgefühl

Testanweisung für die Eltern

Schneiden Sie bitte jetzt das große Rechteck aus, und zerschneiden Sie es genau nach den gepunkteten Linien in vier Teile. Schneiden Sie dann die beiden Kreise aus. Wenn Sie die Seite nicht zerschneiden wollen, können Sie die Figuren auch auf Karton durchpausen und ausschneiden.

Bitte ausschneiden:

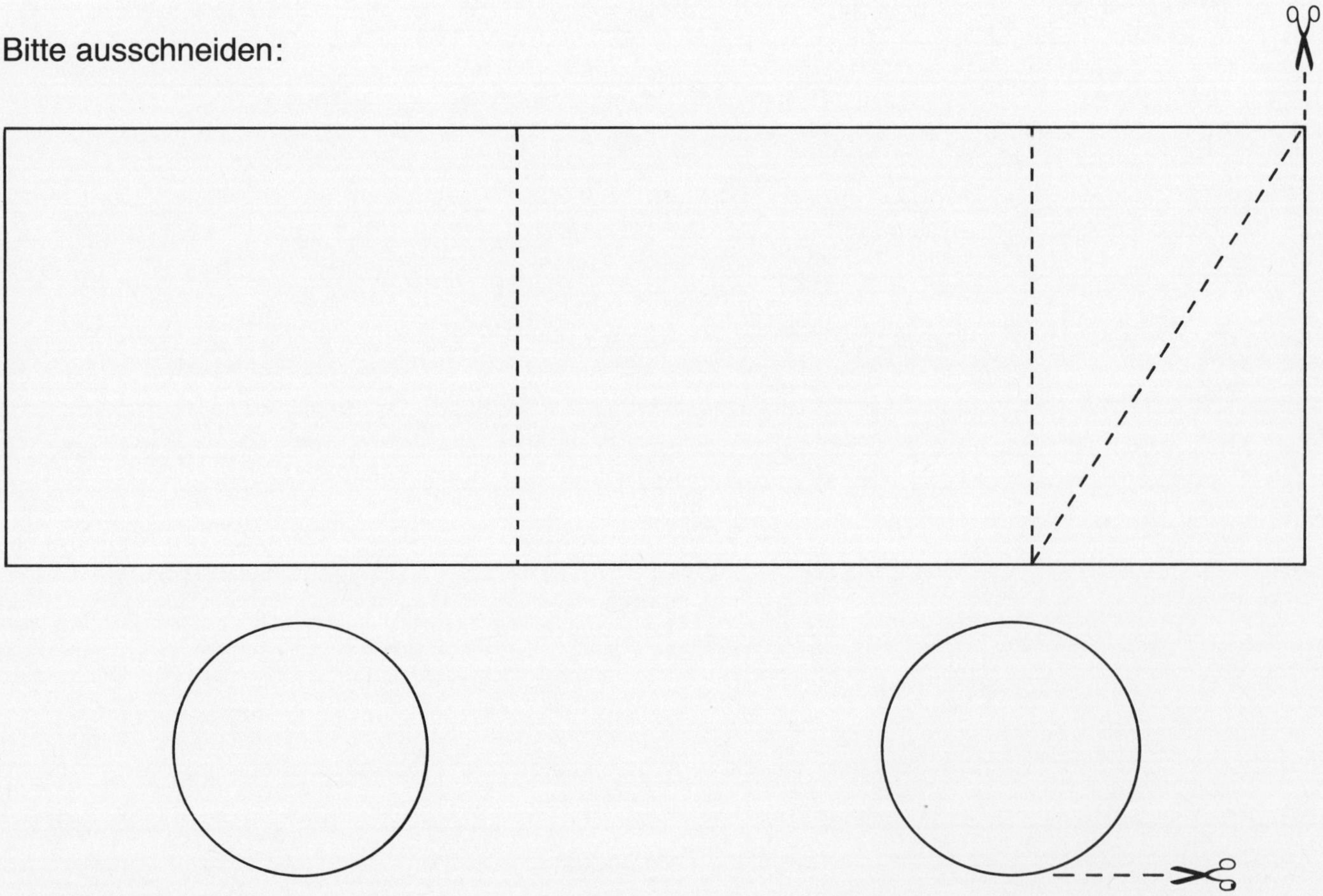

Mit den ausgeschnittenen Figuren sollen die folgenden Zeichnungen bedeckt werden. Probieren Sie es einmal selbst, und erklären Sie dann den Test an dem Beispiel auf der folgenden Seite.
Die folgenden sieben Zeichnungen sollen nach diesem Prinzip bedeckt werden. Sobald eine Figur richtig belegt ist, machen Sie in den kleinen Kreis am Rand ein Kreuz, und Ihr Kind kann mit der nächsten Figur beginnen.
Bei diesem Test ist natürlich die Zeit wichtig. Diesmal gibt es keine festgelegte Zeitbegrenzung. Sie müssen die genaue Zeit selbst stoppen, die Ihr Kind für Test 10 *insgesamt* benötigt. Die Zeitmessung beginnt jedoch erst, wenn der Test an dem Beispiel verstanden wurde.

Beispiel

Kinderwagen

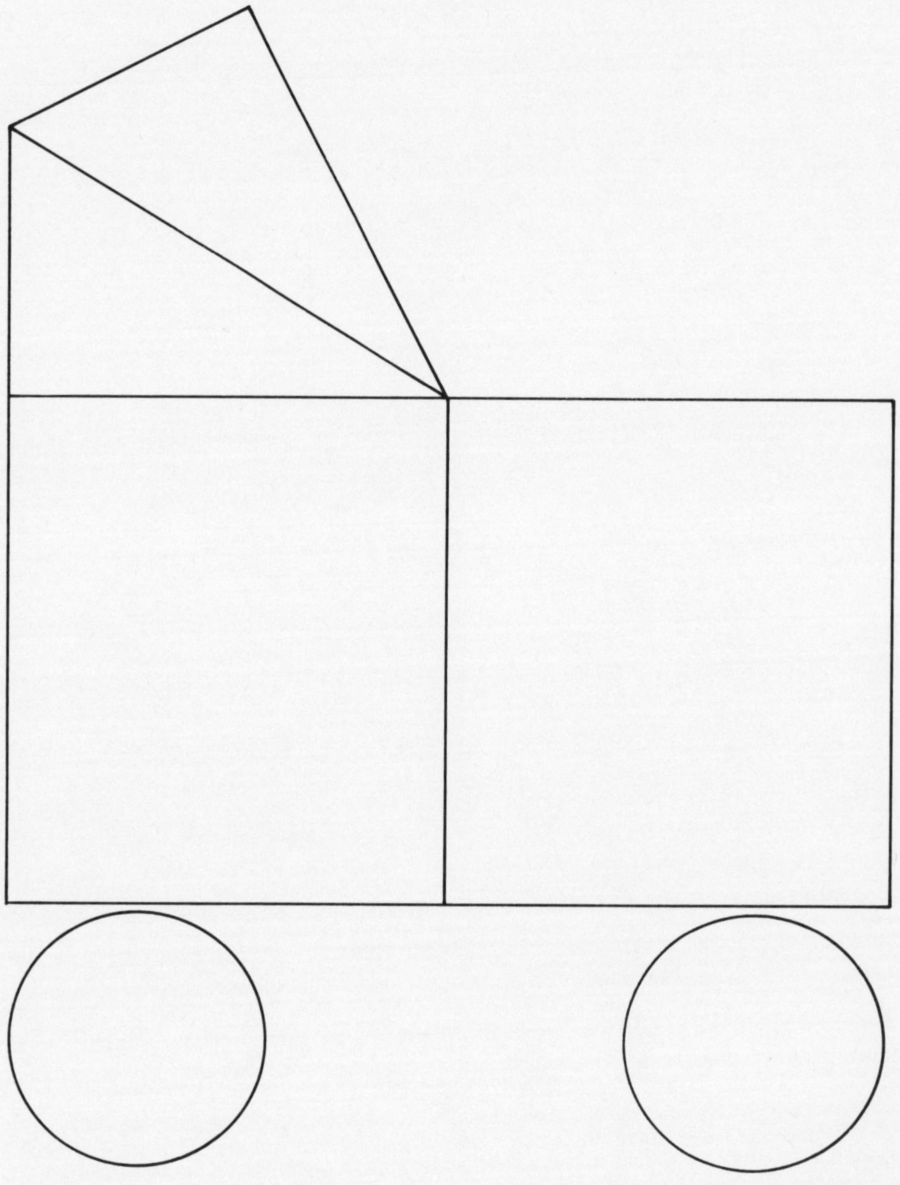

Wenn Sie mit der ersten Aufgabe beginnen, vergessen Sie bitte nicht, auf die Uhr zu sehen.

Zeit: ..... Uhr

1

Mann

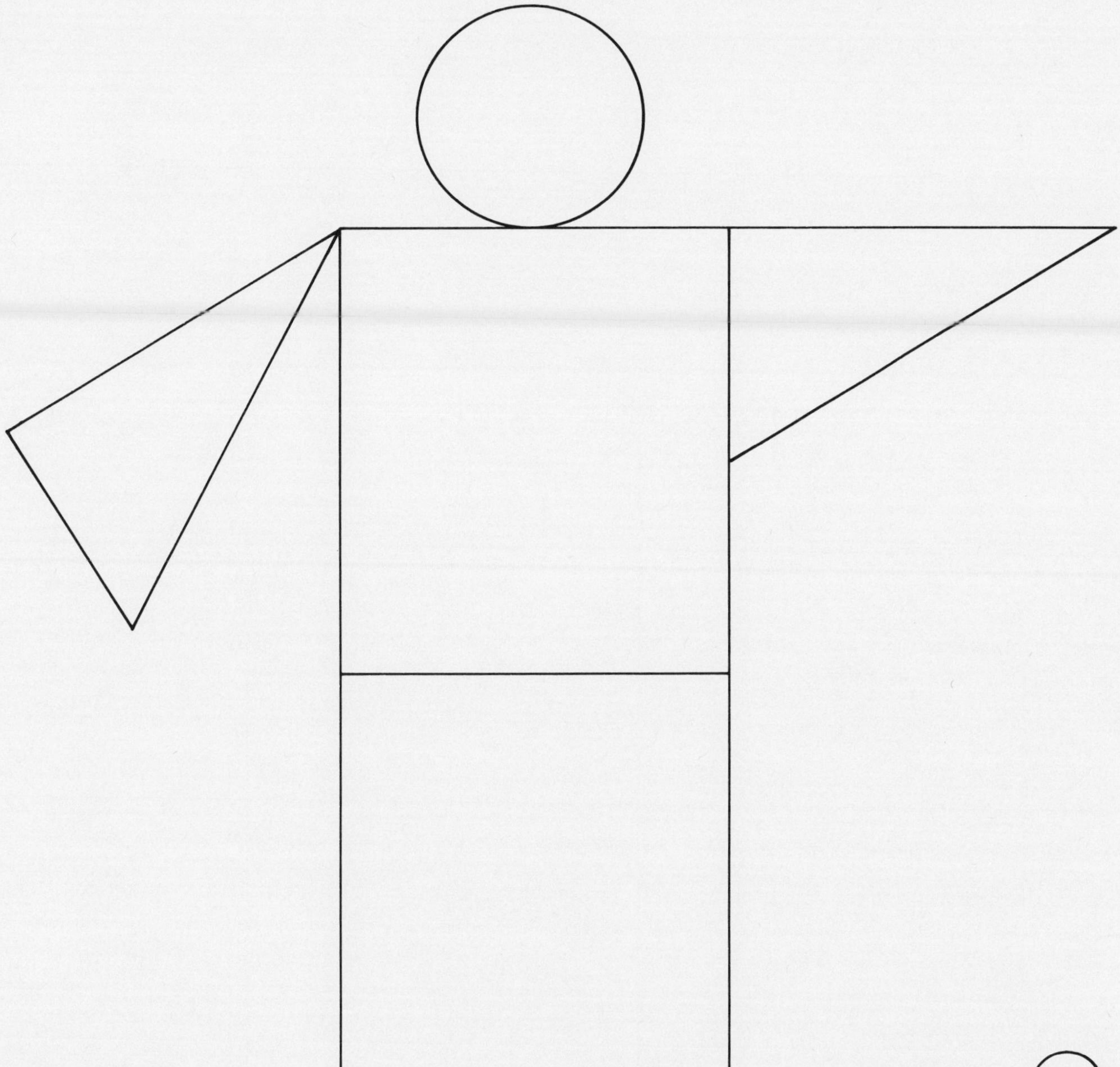

2

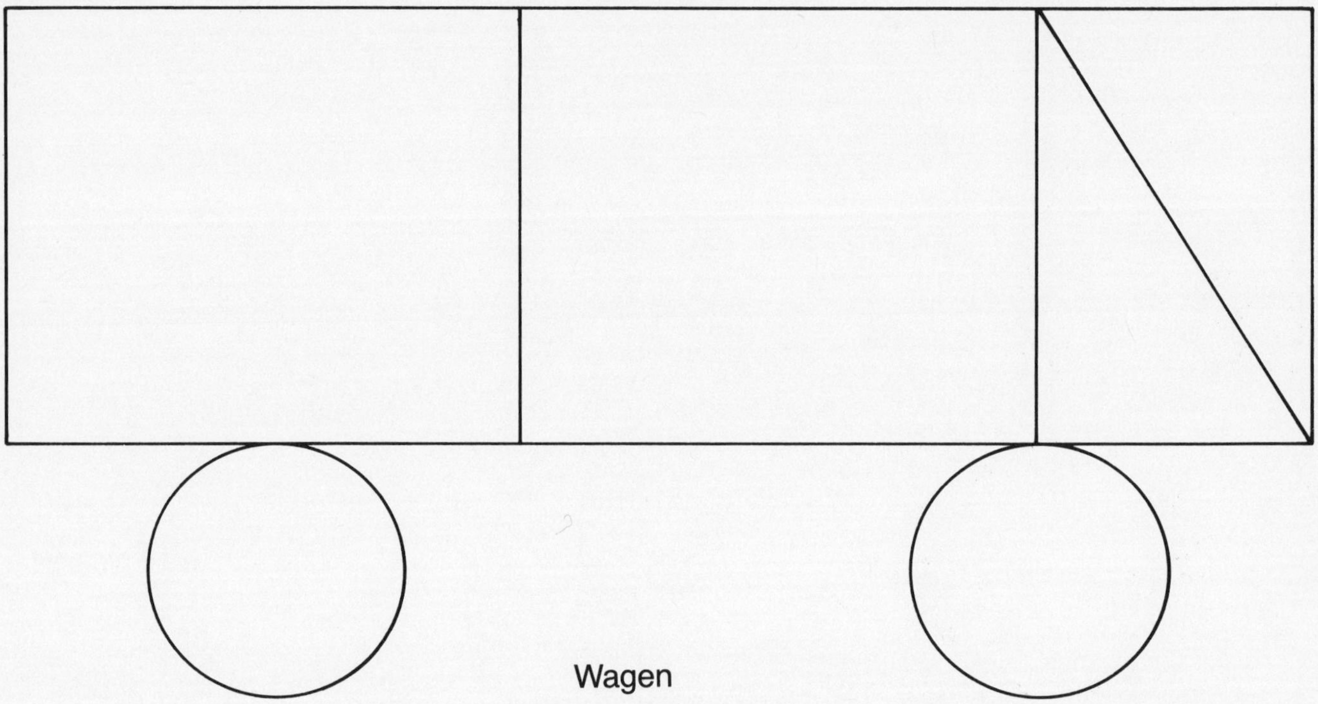

3

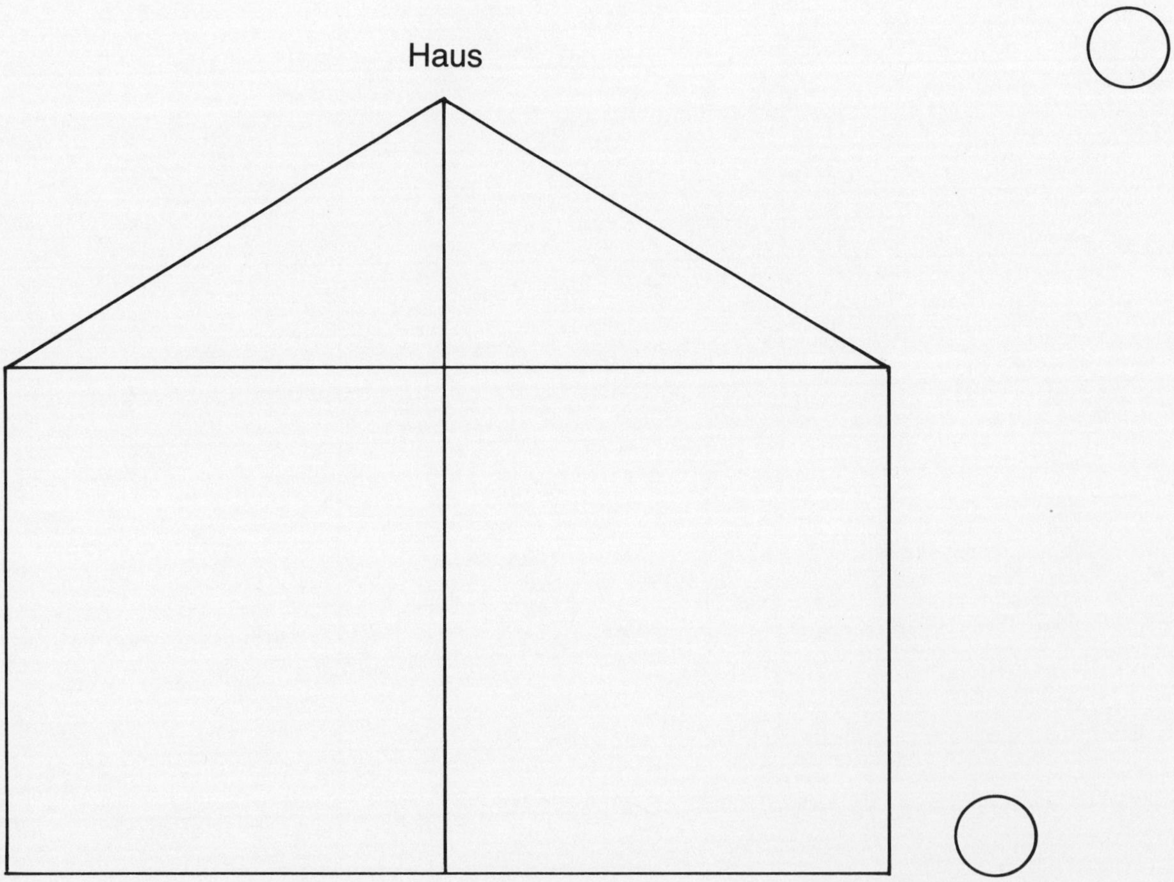

4

Turm

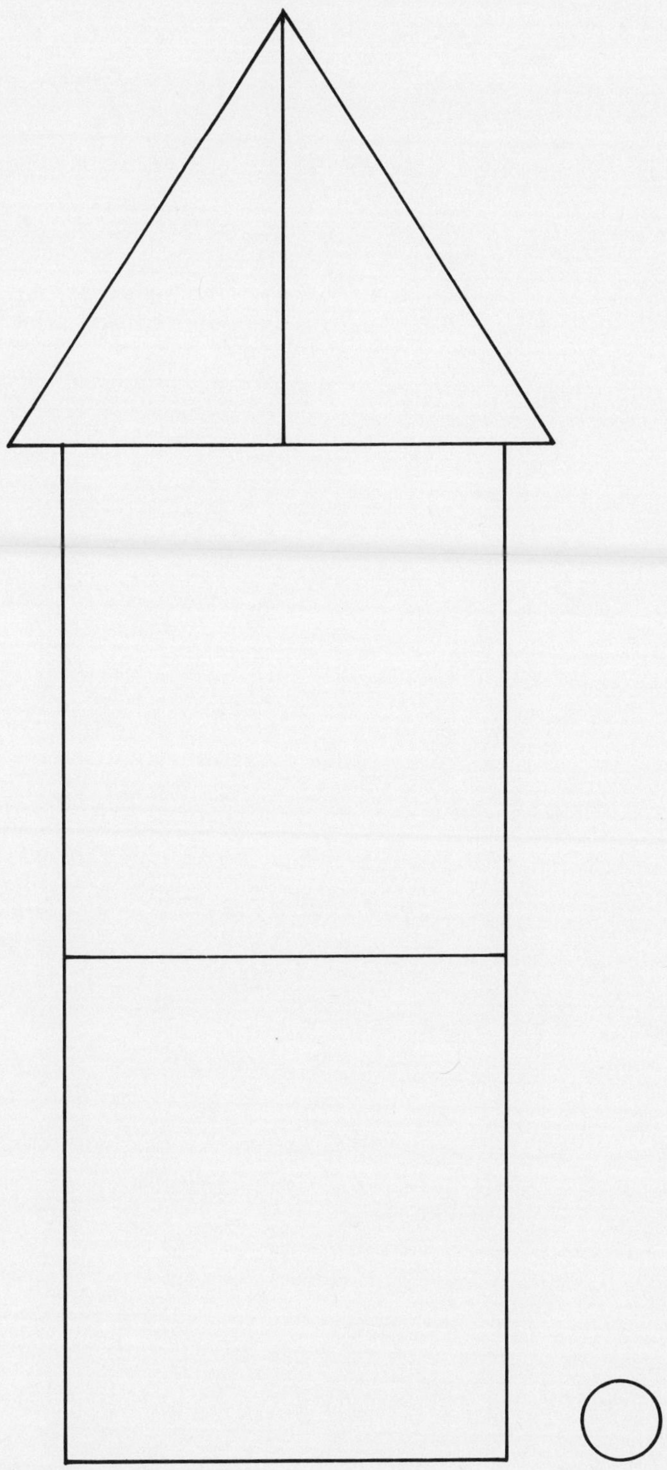

5

Kran

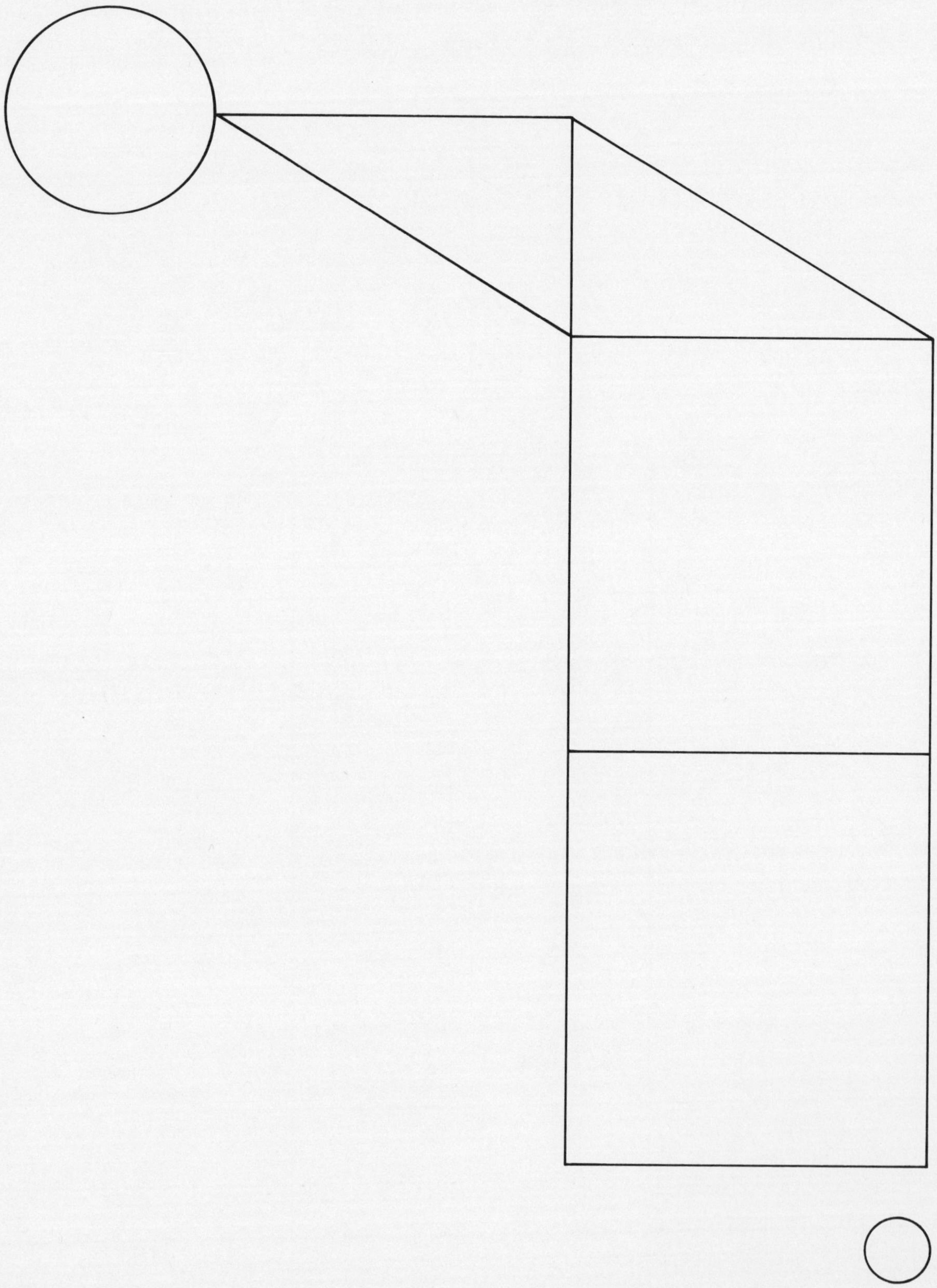

6

Waage

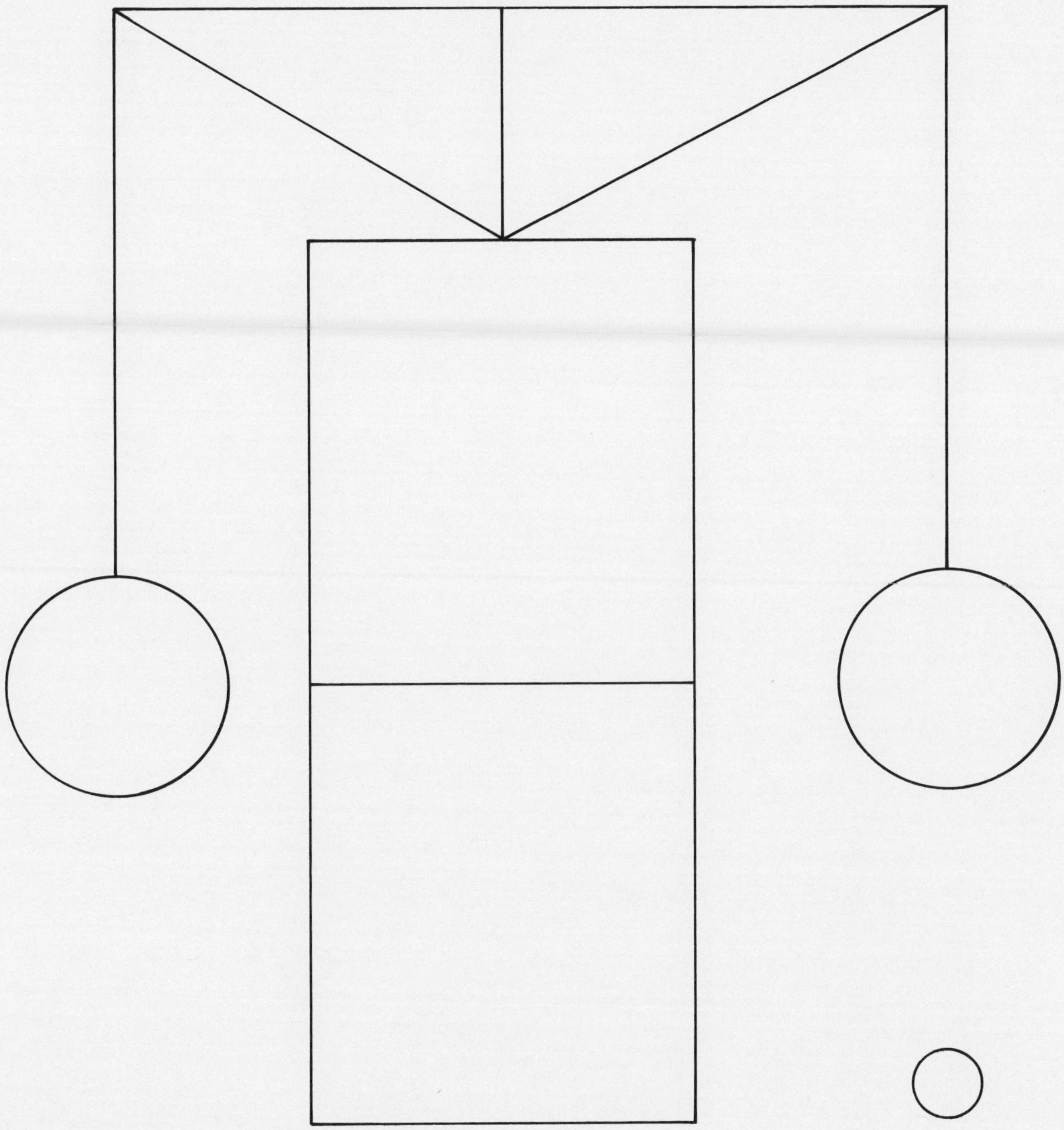

7

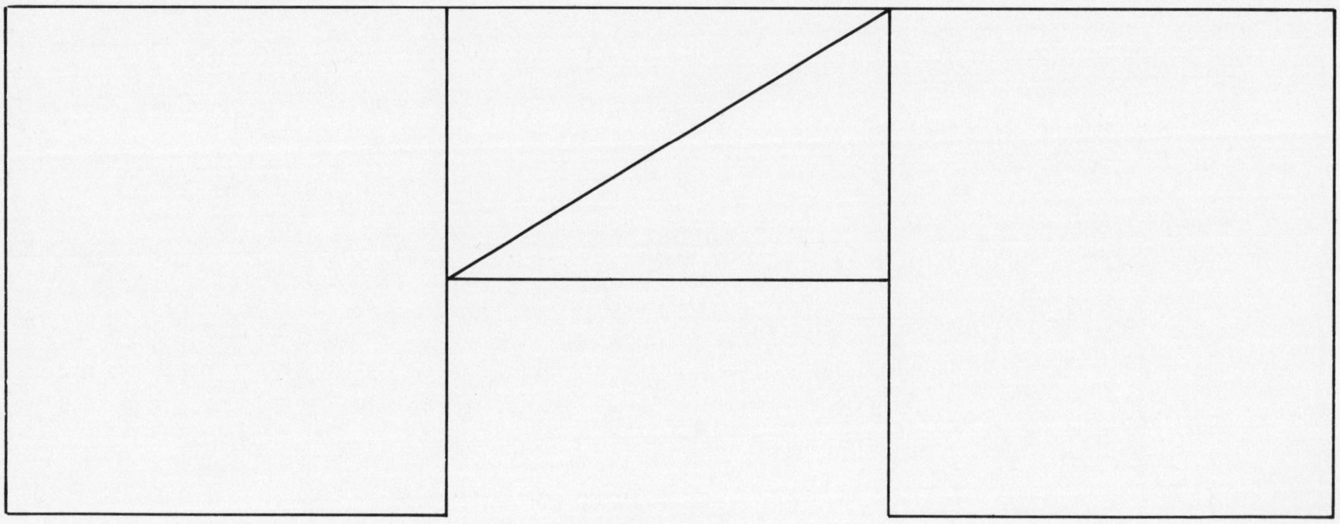

Brücke

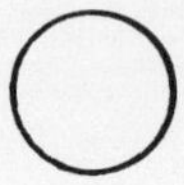

Gesamtzeit: . . . . . Minuten

Testauswertung

Bei Test 10 wird nur die Zeit gewertet. Die Gesamtzeit haben Sie auf der vorhergehenden Seite notiert. Die Anzahl der Minuten entspricht den Punkten. Wenn Ihr Kind also 15 Minuten benötigt hat, notieren Sie 15 Punkte.
Punkte = ...
Suchen Sie in der Bewertungstabelle (unten) zuerst die Spalte mit der Altersgruppe Ihres Kindes heraus. In dieser Spalte stehen die Punkte untereinander. Gehen Sie die Reihe mit der erreichten Punktzahl nach rechts, dort finden Sie die Bewertung des praktischen Geschicks. Sie sagt Ihnen, wie gut Ihr Kind im Vergleich zu gleichaltrigen Kindern bei Test 10 abgeschnitten hat. Kreuzen Sie bitte das erzielte Ergebnis an.

Bewertungstabelle

	Altersgruppe in Jahren und Monaten							Bewertung des praktischen Geschicks	Testergebnis ankreuzen
	4;0–4;6	4;7–4;12	5;0–5;6	5;7–5;12	6;0–6;6	6;7–6;12	7;0–7;6		
Punkte	unter 7	unter 7	unter 6	unter 6	unter 5	unter 5	unter 5	sehr gut	
	8–12	8–10	6–7	6	5–6	5–6	5	gut	
	13–15	11–13	8–10	7–9	7–9	7–9	6–9	überdurchschn.	
	16–20	14–18	11–16	10–13	10–13	10–12	10–11	unterdurchschn.	
	21–25	19–22	17–21	14–20	14–17	13–15	12–14	gering	
	über 25	über 22	über 21	über 20	über 17	über 15	über 14	sehr gering	

Erläuterungen

Zeichnen Sie das Entwicklungsprofil Ihres Kindes

Übertragen Sie jetzt bitte sämtliche angekreuzten Testergebnisse aus den vorhergehenden Seiten in das Entwicklungsprofil (nächste Seite). Die Tests (»Inhaltserfassung« bis »Praktisches Geschick«) stehen in zehn Spalten. Die Bewertung von »sehr gut« bis »sehr gering« finden Sie links. Kreuzen Sie bei jedem Testgebiet das erzielte Ergebnis Ihres Kindes an. Wenn Sie in dem Diagramm alle zehn Bewertungen angekreuzt haben, können Sie die Kreuze miteinander verbinden (siehe Beispiel). Sie erhalten dann eine Profilkurve. Sie zeigt die Stärken und Schwächen Ihres Kindes optisch leicht verständlich.
Die sechs Bewertungsstufen von »sehr gut« bis »sehr gering« zeigen Ihnen, wie gut Ihr Kind im Vergleich zu anderen Kindern bei den Tests abgeschnitten hat. Für jede Bewertungsstufe kann die Anzahl der Kinder in Prozenten ausgerechnet werden. Es ergibt sich dann folgende durchschnittliche Verteilung:

Bewertungen	Anzahl der Kinder in Prozenten bei den Bewertungen	
sehr gut	7% der Kinder	
gut	11% der Kinder	
überdurchschnittlich	32% der Kinder	Normalbereich
unterdurchschnittlich	26% der Kinder	
gering	15% der Kinder	
sehr gering	9% der Kinder	

Die Prozentwerte variieren von Test zu Test und von Altersgruppe zu Altersgruppe. Das Prinzip bleibt jedoch immer gleich: Wenige Kinder sind in ihrer Leistungsfähigkeit »sehr gut« oder »sehr gering«. Die meisten befinden sich im Normalbereich, sie schneiden »überdurchschnittlich« oder »unterdurchschnittlich« ab.

Einschulung des schulpflichtigen Kindes

In den meisten Bundesländern werden die Eltern schulpflichtiger Kinder durch Tageszeitung oder Gemeindeblatt von der zuständigen Schulbehörde oder Grundschule darüber informiert, wann sie ihr Kind an der Schule anmelden können. Zu der Schulanmeldung benötigen sie das Familienstammbuch und sollten nach Möglichkeit mit dem schulpflichtigen Kind erscheinen, damit sich der Rektor oder Lehrer in der persönlichen Beobachtung des Kindes ein ungefähres Bild vom neuen Erstkläßler machen kann. Die schulärztliche Untersuchung wird den Eltern terminlich – über die Schule selbst oder die Zeitung – mitgeteilt. Eine Schulreifeuntersuchung für Kinder, die der gesetzlichen Altersgrenze von 6 Jahren entsprechen, ist nicht in allen Bundesländern obligatorisch und wird verschieden gehandhabt.
Die Einschulung eines Kindes, das die gesetzliche Mindestgrenze von 6 Jahren zum Termin der Einschulung noch nicht erreicht hat, erfordert die persönliche Initiative der Eltern. Als vorzeitig eingeschult gelten Kinder, die das 6. Lebensjahr in der Zeit vom 1. Juli bis 31. Dezember vollenden werden und noch jüngere. Sie werden auf *Antrag der Eltern* in die erste Grundschul-

Beispiel für ein Entwicklungsprofil eines sechsjährigen schulreifen Mädchens.

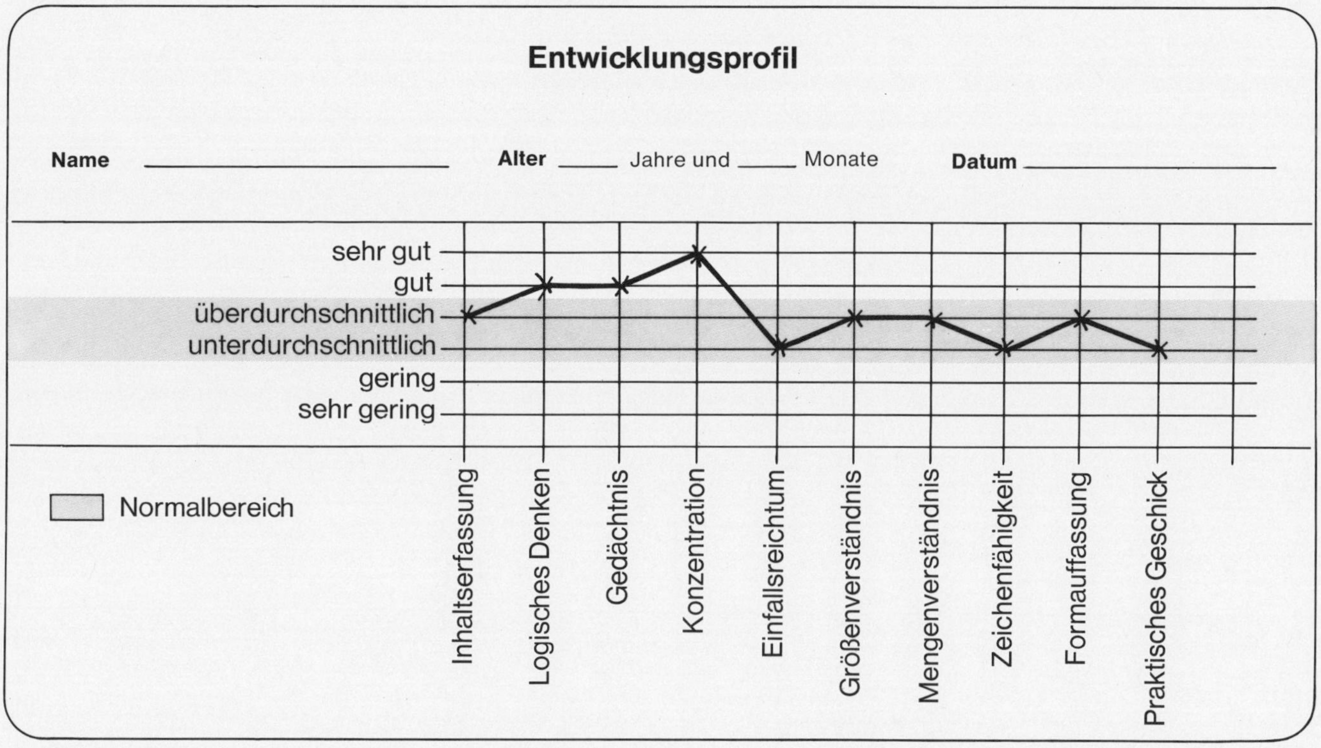

Zeichnen Sie hier das Entwicklungsprofil Ihres Kindes ein:

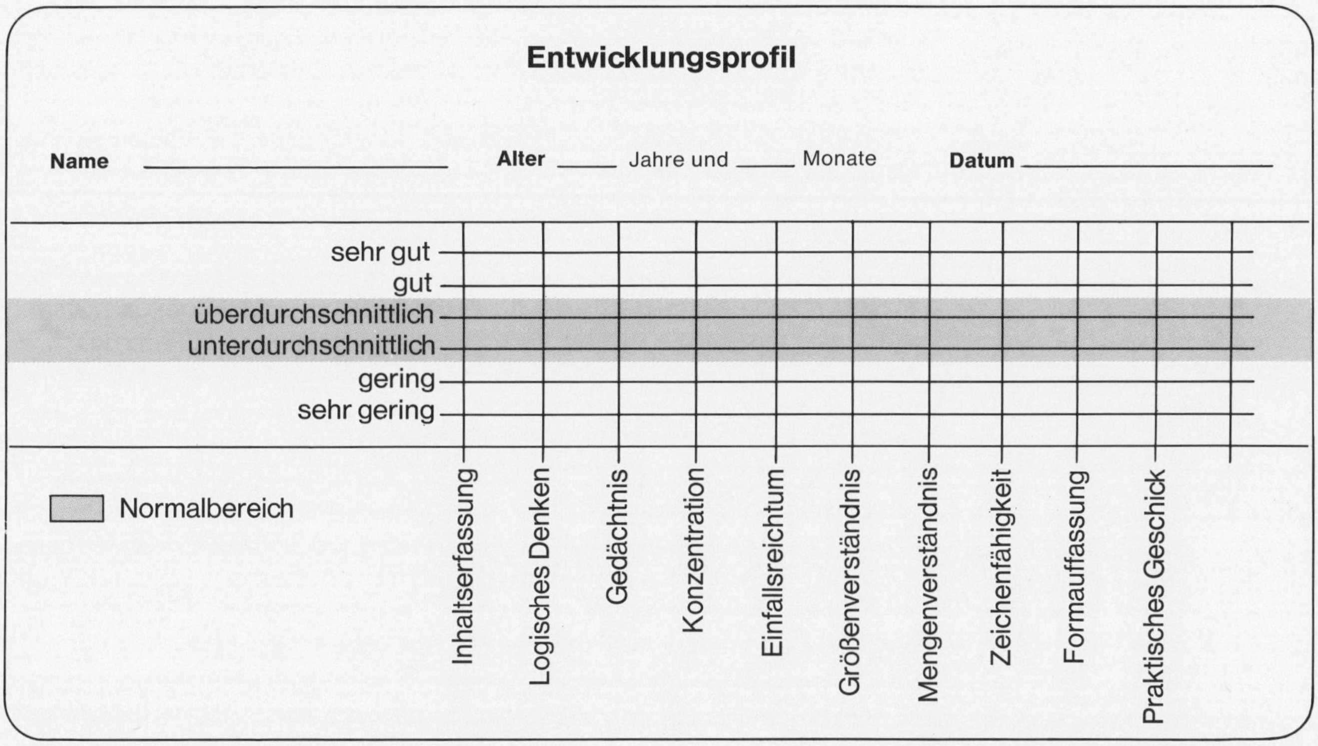

klasse angemeldet. Für diese Kinder ist eine ärztliche Tauglichkeitsuntersuchung beim zuständigen Gesundheitsamt obligatorisch. Diese vorzeitig eingeschulten Kinder werden, gemeinsam mit den zurückgestellten, in einem Schulreifetest gesondert geprüft, ob sie die notwendige Gesamt-Schulreife mitbringen. Der Testtermin wird meist so gelegt, daß zwischen dem Schulbeginn und der Schulreifeuntersuchung so wenig Zeit wie möglich liegt, also sehr spät, kurz vor dem normalen Einschulungsbeginn, damit diese Kinder die Möglichkeit haben, sich entsprechend bis zu diesem Termin weiterzuentwickeln. In den meisten Fällen ist der prüfende Lehrer für diese Aufgabe besonders ausgebildet und erfahren genug, das Kind durch genaue Beobachtung während des Tests näher kennnenzulernen und beurteilen zu können. Das Testergebnis entscheidet, wenn die schulärztliche Untersuchung positiv war, über Einschulung oder Zurückstellung.

Nicht zu früh einschulen

Vom Schulleiter erhalten die Eltern nach einiger Zeit den Bescheid, ob das Kind eingeschult wird oder nicht. Hat Ihr Kind im Schulreifetest nur unterdurchschnittliche Leistungen gebracht, wäre ein Drängen auf Einschulung zum Schaden des Kindes. Heute tendieren viele Eltern, besonders Eltern, die selbst einen höheren Bildungsgrad besitzen, häufig dazu, ihr Kind früher zur Schule zu schicken. Ihre Begründungen sind vielfältig und sicher auch in den meisten Fällen zutreffend. Bei einem eindeutigen Testergebnis und überzeugender Gesamtreife des Kindes ist gegen eine etwas frühere Einschulung nichts einzuwenden. Nur die Grundschullehrer selbst sind nicht so begeistert, da diese Kinder ihnen im Unterricht häufiger Schwierigkeiten bereiten als normal schulpflichtige. Doch die Zahl der zurückgestellten Kinder steigt, je höher die Klassenfrequenz ist. Das heißt: In kleinen Klassen werden weniger Kinder zurückgestellt als in Klassen mit hoher Schülerquote.
Eine Zurückstellung aber ist nur sinnvoll, wenn das Kind in diesem »geschenkten Jahr« alle Möglichkeiten zu seiner geistigen und seelischen Weiterentwicklung ausschöpfen kann. Bleibt es in derselben Situation, in der das Kind das vergangene Jahr verbrachte, ohne neue Impulse zu seiner geistigen Fortbildung, ist das Jahr vergeudet und die Zurückstellung sinnlos.
Nach einer Zurückstellung sollte das Kind durch die Familie, Vorschule oder Kindergarten besonders gefördert werden, insbesondere seine Konzentration, Ausdauer, Selbständigkeit, sprachliche Geschicklichkeit, Gedächtnis und soziale Kommunikationsfähigkeit.

Ein Wort an die Eltern schulreifer Kinder

In der Praxis erlebt man sehr häufig, daß nicht das Kind unsicher und nervös auf den ersten Schultag wartet, vielmehr sind es die Eltern. Während das Kind sich freut, besonders aufs Auspacken der Schultüte, den neuen Schulranzen, das Mäppchen, stehen die Eltern vor einem neuen Abschnitt. Sie fragen sich, ob sie dem Kind die notwendigen Voraussetzungen für den Schulstart in der Erziehung gegeben haben, ziehen Bilanz, und fühlen sich eigentlich selbst getestet. Besonders aber trifft das auf Eltern zu, deren Kind noch nicht die notwendige gesetzliche Altersgrenze erreicht hat, auf Eltern, die ihr Kind vorzeitig einschulen wollen. Sie fragen sich, ob es richtig ist, das Kind so früh dem Leistungsdruck der »Schullaufbahn« auszusetzen. Die Antwort auf die Frage: Haben wir unser Kind auf diesen neuen Lebensabschnitt richtig vorbereitet, ist es wirklich schon schulreif? muß sich jeder Elternteil selbst geben. Im Zweifelsfall aber ist es besser, das Kind noch ein Jahr zu Hause zu behalten, es dort aber dann besonders zu fördern, damit das Jahr nicht vergeudet ist.

Lohnt sich eine Zurückstellung?

Aus folgenden Gründen kann Ihr Kind zurückgestellt werden:
a) körperliche Ursachen
Ziehen Sie in diesem Fall einen Arzt zu Rate, der die körperlichen Mängel Ihres Kindes untersucht und behandelt.
b) seelische Ursachen
Wenn Ihr Kind emotional und im sozialen Kontakt auffällig ist, sollten Sie sich in einer psychologischen Praxis oder bei einer Erziehungsberatungsstelle beraten lassen.
c) geistige Ursachen
Geben Sie Ihrem Kind Denkanstöße, fördern Sie seine geistige Entwicklung durch ein Vorschultraining.
Durch die Zurückstellung wird der Rückstand Ihres Kindes nicht automatisch aufgeholt. Seine Leistungsfähigkeit wird durch die Wartezeit nicht besser. Im Durchschnitt sind sechsjährige Schulanfänger sogar oft »klüger« als siebenjährige. Dieses Resultat haben wir mit den Tests dieses Buchs festgestellt.
Siebenjährige Schulanfänger (die mit 6;0 bis 6;6 aus den obigen drei Gründen nicht eingeschult wurden), schnitten bei diesem Schulreifetest schlechter ab als *sechsjährige Erstkläßler.* Sie konnten die sechsjährigen Abc-Schützen innerhalb eines Jahres in ihrer Leistung beim Schulreifetest nicht überholen. Von den Siebenjährigen erreichten durchschnittlich zwölf Prozent weniger die obere Leistungsgruppe sehr gut und gut.

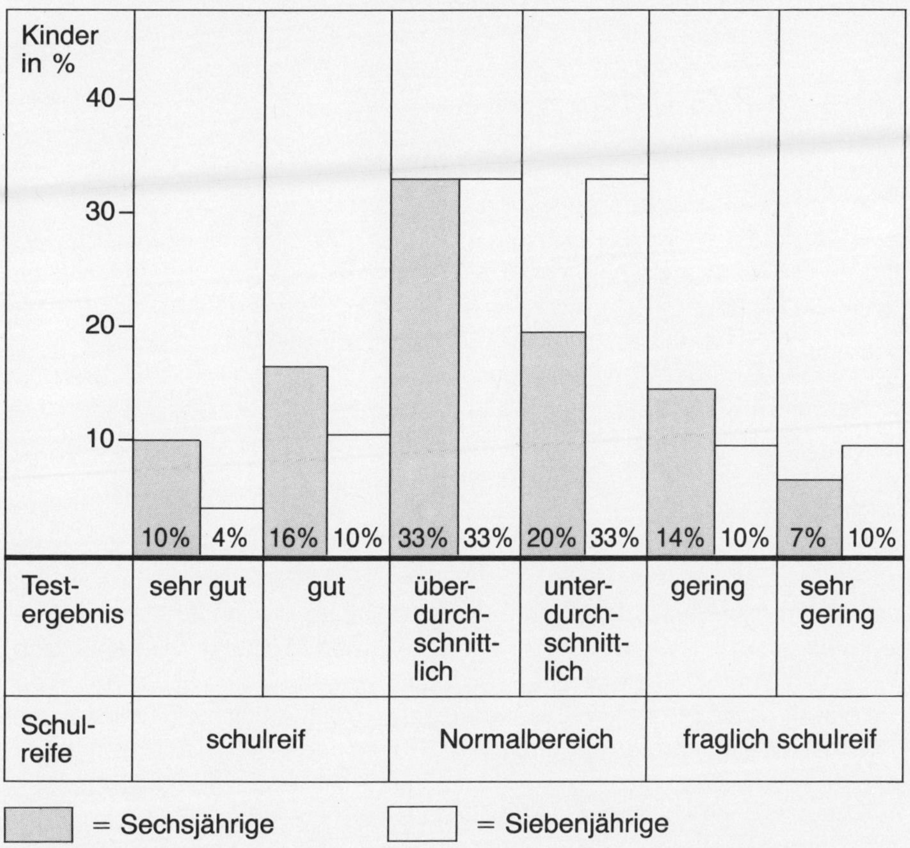

Die Grafik zeigt, daß geistige Entwicklungsrückstände durch das Jahr der Rückstellung nur schwer eingeholt werden. Wenn kein Vorschultraining durchgeführt wird, ist das Kind nach einem Jahr nicht geistig entwickelter als ein sechsjähriger Schulanfänger. Deshalb: Eine Zurückstellung ist *ohne* Förderprogramm nicht empfehlenswert. Wenn Ihr Kind zurückgestellt wird, sollten Sie deshalb seine Intelligenz wecken.